助妳好孕

婦產科名醫解碼人工生殖

張明揚、潘俊亨醫師——著

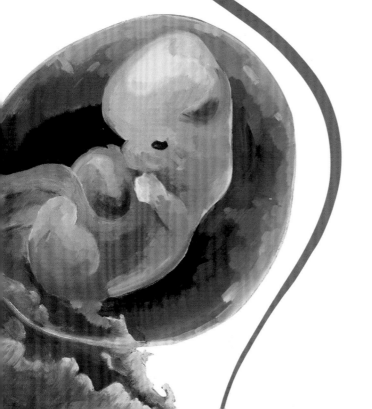

Contents

CH1 懷孕前妳應該要知道 *20*

Part 1 女性生殖系統與受孕機制

Part 2 有健康的媽媽才有健康的寶寶

Part 3 生活型態、營養與好孕

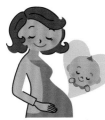

CH2 不孕症門診的第一天 *50*

Contents

CH3 不孕症門診的特殊檢查 72

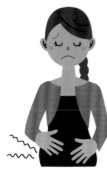

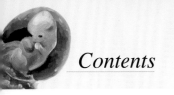

Contents

CH**4** 不孕的治療方針 *98*

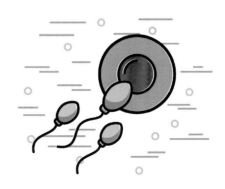

CH6 進階人工生殖──試管嬰兒 *146*

Part 1 試管嬰兒怎麼做？

Contents

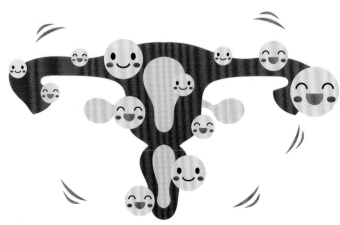

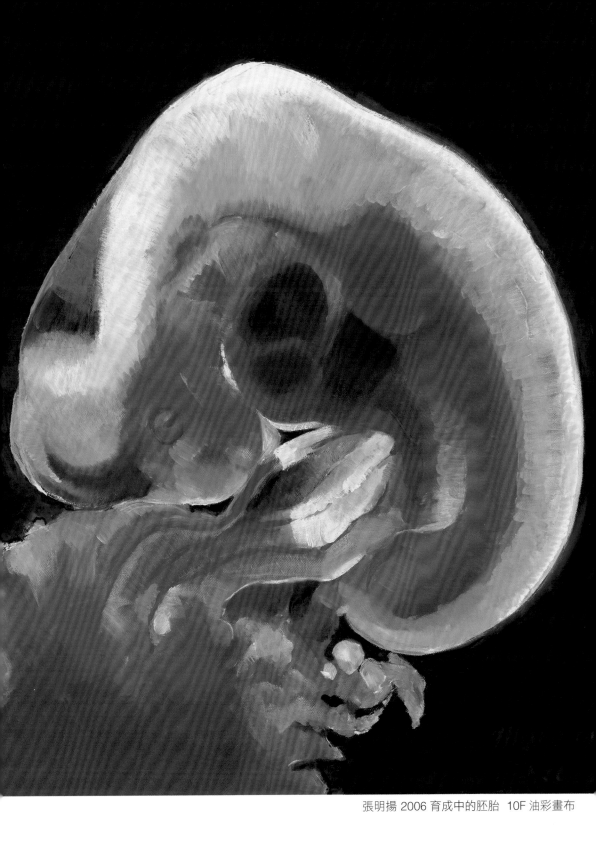

張明揚 2006 育成中的胚胎 10F 油彩畫布

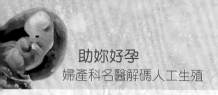

助妳好孕
婦產科名醫解碼人工生殖

張明揚醫師是長庚醫院試管嬰兒第一位成功的施術者，當時我們共同為長庚生殖科技的發展不眠不休在臨床工作及實驗室一起奮鬥，在有了初步成就後推薦他赴美國耶魯大學生殖內分泌科進修兩年，回國後擔任台北長庚生殖內分泌科主任，期間利用陰道超音波研究做試管嬰兒不孕婦女月經初期卵巢竇卵泡數是否可以預測病人超排卵的反應、是否可以確定FISH、HMG的用量，這篇文章被發表在國際一流期刊，並開啟試管嬰兒超排卵巢的指導原則，被引用過無數次，可說是張醫師在世界生殖醫學最大的貢獻，至今台灣沒幾個人能超越。

他曾擔任台灣生殖內分泌醫學會第七屆理事長，長期關懷內膜異位患者並推動台灣內膜異位協會到各處演講、進行衛教活動、出版定期刊物，並結合各醫院的專家、中醫師、護理師、病友團體，教導關懷內膜異位患者，這個協會也與國際內膜異位協會合作，帶動社會大眾對這個疾病的重視，他也是個業餘畫家，每年以內膜異位協會的名義自費出版年曆送大家。

他用多年的臨床研究經驗，全面性且深入淺出撰寫《助妳好孕》這本書，提出目前不孕夫婦或年輕人不孕的許多

問題，使他們正確認識、進而了解並面對問題，也提供解決問題的態度及方法，並指出如何以最快、最短、最安全做試管嬰兒抱嬰回家的路，是值得推薦的好書。

宋永魁 教授

長庚大學林口長庚醫院婦產部
台灣生殖醫學會創會理事長

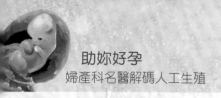
張明揚醫師是我在長庚醫院從住院醫師時期就一起工作的同事，相知至今已40餘載。

婦產科部依照屬性細分為產科、婦科、婦癌科、婦女泌尿科及生殖內分泌科等，在升任主治醫師時，我依照興趣選擇產科，而張醫師則選擇生殖內分泌科，也就是民眾俗稱的「不孕症專科」，張醫師在生殖醫學宋永魁主任的領導下，於1985年成功製造全台灣第一個「禮物嬰兒」。從此之後，張明揚主任更深耕於生殖醫學領域，並帶領台北長庚生殖醫學團隊，為苦於求子而求助無門的婦女帶來希望，更為台灣製造了上千例成功懷孕的案例，其後更擔任台灣生殖醫學會理事長、台灣內視鏡醫學會監事長及擔任國際子宮內膜異位婦女協會國際諮詢醫師，一直為不孕症的女性及男性努力解決困擾。

然而，醫學一向是最接近人身卻又最多謠言的世界，各種似是而非的養生秘訣與過度醫療常常困擾病人，不但花錢還傷身。如今張醫師將其畢生所學全然釋出，並以實證醫學的角度，撰寫這本深入淺出的科普書籍，破解各種謠言，此書不但是他醫療生涯的總整理，更用淺顯易懂的文字，讓民眾瞭解深奧的人工生殖知識。它能帶給社會大眾

信心，讓民眾用正確的觀念面對自己的身體，因此我相信它是本值得收藏的好書，故推薦給您。

謝燦堂 教授

台北長庚紀念醫院院長

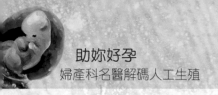

助妳好孕
婦產科名醫解碼人工生殖

自序

人類的懷孕密碼即將——解開。

1989年我在美國康乃狄克州耶魯大學進修的時候，距離世界第一例試管嬰兒出生的1978年已有10年。那時的試管懷孕率很差，或者說是很難，大約只有10～15%。全世界都在探討試管嬰兒能夠進步到什麼情境：譬如說有開架式精液、卵子、胚胎的銷售；譬如說有自由選擇的愛因斯坦精蟲，或是選黑、選白、選聰明、選漂亮等，在醫院服務的我們都覺得這是天馬行空，根本無法達到。

只因為那時候胚胎培養非常困難，沒有好的排卵藥，沒有好的培養基，沒有清楚的標準程序（SOP），許多單位都在試行階段，也都在偵錯嘗試。

經過了披荊斬棘的30年，精蟲可以顯微授精（ICSI），精卵胚胎可以無害冷凍，基因可以篩檢，內膜可以調控等技術日漸發展，許多地方的成功率已經超越五成，而更多的技術仍在漸漸釋出。

科學之所以發展，就是一句話：不服輸！30年前跟當時長庚醫院院長張昭雄醫師在開刀房聊對疾病治療的研究，不是沿用已經發展成熟的技術，而是要對那些治療失敗的病情做研究，了解為何好的技術無法適用在他們身上。

16

所以現在的不孕症治療，我們一直在進行的是對於困難案例的解決。卵巢存量降低案例的治療、不明原因不孕的治療、不明原因不著床的改善、以及習慣性流產的處置等等，這本書是我30年來看診的體會。

　　個人認為，治療不孕無止境，現在的思考不一定以後還是真理，先記下自己知識的精華，希望讀者或先進，能踩著我的肩膀，讓廣大的試孕男女，能有更容易、更成功的希望。

　　謝謝潘俊亨院長逼迫在下在很忙的醫療工作中戮力達成這本書的寫作，撰寫的時候很辛苦，寫完覺得好像自己30年來服務病患的總結。

　　謝謝我太太忍耐我假日都不出門，也不看孫女，就是埋頭寫作的日子；謝謝我的病患雖然有的治療無法完滿，還是信任我的努力；當然還要感謝長庚醫院與台北生殖中心跟我30年的密切合作，希望我們的能力更上一級，幫助更多人達成生育的期望。

張明揚 敬筆

長庚醫院台北生殖醫學中心

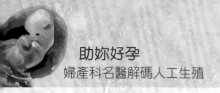

　　從生理的角度來說，25歲左右是女性的最佳生育年齡，因為這個時期卵巢的卵子數目最多；男性的黃金期則是27～35歲，因為男性精子的質量在此時期達到最高峰。可惜由於社會變遷，國人結婚的平均年齡逐漸創新高，2015年，女性結婚的平均年齡已經從10年前的27.8歲一口氣增加到31.4歲，能在30歲前走入婚姻的女性反而成了「異類」。隨著年齡越大，品質高的卵子數量越來越少，懷孕的機率也越下降，總因此而錯過生育的黃金時期；而男性婚齡也從30.7歲增加到34.2歲。男性精子質量在27～35歲的高峰期之後，體內的雄性激素會開始衰減，每過一年睪丸激素的分泌量就下降1％，精子的基因突變率相應增高，精子的數量和質量都會下降。

　　「晚婚、高齡」是目前求治不孕症人口快速增加的主要原因！想要增加生產人數，除了鼓勵年輕人早日結婚生育之外，我們認為「幫助想要懷孕而困難懷孕的人達成懷孕的願望」毋寧是更有意義的事。

　　明揚兄從事生殖醫學的臨床工作數十年，經他治療得子得女的夫婦不計其數，同時他的學術研究著作也頗豐富，亦提携不少優秀後進醫師，可說是生殖醫學的泰斗。

鑑於目前求治不孕症者日益增加，又有鑑於時下大家的知識水平皆高於往昔，我們認為有必要寫一本深入淺出解說不孕症治療學理和臨床經驗兩者兼具的書，讓有心求診的病人能很快入門，獲知她們需要的醫治過程，本書用很具體流暢的語言描述各種必要的醫療過程，並舉諸多實例說明，讓讀者很容易就能掌握要點，得知自己必須要經歷的治療過程，也比較容易和醫師做有效的溝通。

　　明揚兄是我敬重的多年好友，待人謙沖儒雅，他不但博學多能，也擅長油畫，畫作顯示才華頗高，本書的封面即是他的畫作，內頁也諸多採用他的油畫當作背景，此外，他對葡萄酒也頗具品味，可說既是名醫也是名士。為了這本著作，讓他得暫時放下畫筆好一陣子，但思及一本有用好書，如果真的能夠讓更多殷切期盼生子育女的夫妻如願以償，成功懷孕得子，那麼，所有的努力都是值得的。

潘俊亨

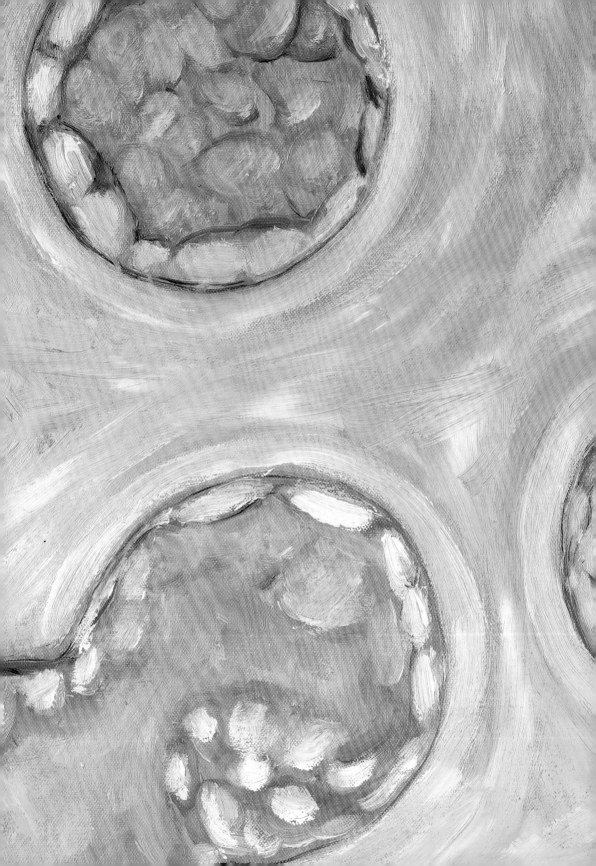

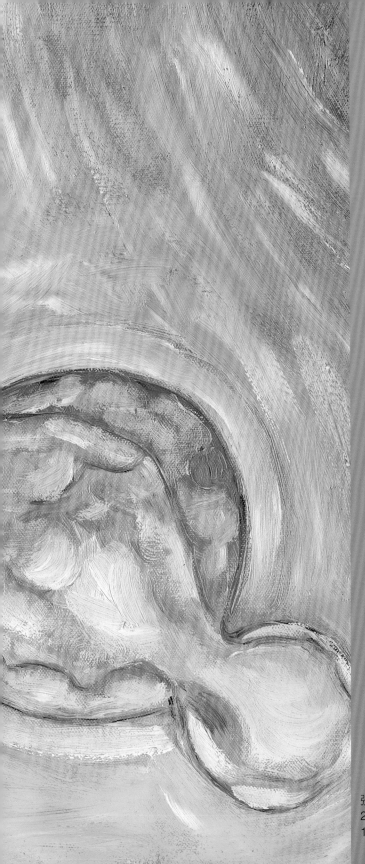

CH **1**

懷孕前妳應該要知道

張明揚
2015 育成中的胚胎
10F 油彩畫布

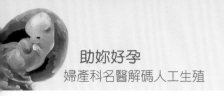
案例

　　A小姐，28歲，未婚。公司健檢時檢查出子宮後傾，卵巢有一顆肌瘤，因為有痛經，初步診斷為內膜異位症，但抽血腫瘤指數 CA-125正常。A小姐說她快要結婚了，擔心自己不孕，想知道這是怎麼回事！

　　A小姐有性生活，但仍然以保險套自然避孕，她的月經週期是規則的，經血量有兩天較多，五天一定結束。從小有輕度痛經，但不需要服藥，性生活稍有疼痛，月經來時有輕微拉肚子現象。

　　經過問診了解她的基本生理症狀之後，進行內診與陰道超音波檢查，子宮為向後彎曲形狀，但子宮形狀與柔軟度很好，子宮背後沒碰觸到疼痛節點，子宮頸乾淨有清澈黏液；子宮超音波發現子宮內膜有明顯增厚與三層內膜結構，右側有一顆1.8公分的清澈圓形卵泡，其他部位都正常，無肌瘤現象。

　　檢查完畢，A小姐的狀況是：月經狀態非常良好，排卵前卵泡飽滿，子宮雖然後傾，但無明顯內膜異位現象，也無肌瘤，卵巢看似囊腫的水泡其實是排卵前的卵泡，或是上次檢查當時為排卵後的黃體，現在已經消失。

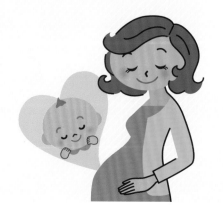

　　檢查結果顯示，A小姐不會有懷孕困難，結婚後可以好好等待愛情結晶的到來。

Part 1
女性生殖系統與受孕機制

從青春期開始，女性即具備生育能力，直到約50歲時停經，這段期間為女性的生育年齡，若妳有懷孕計畫，以下幾件事情一定要知道。

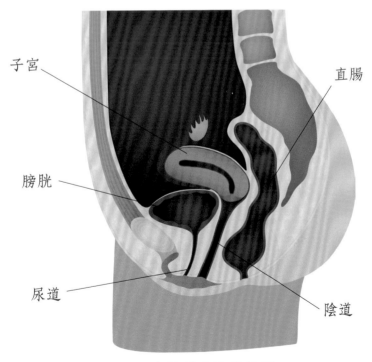

子宮

直腸

膀胱

尿道

陰道

女性骨盆腔結構圖

① 子宮→孕育初生生命的溫床

●**子宮位置**：子宮位於骨盆中，恥骨正後下方，位置是在膀胱之後與直腸之前，形狀如一個倒置的梨子，血液由子宮動脈供應，是身體內血流最豐富的器官之一，所以排卵前後與月經前子宮充血，會有恥骨深處悶脹的感覺。

●**子宮角度**：子宮稍微向前傾斜彎曲，以便讓雙側的卵巢卵管得以自由排卵與取卵；但也有向後傾斜或沒那麼前傾的子宮，比例約佔正常女性的1/5，其中大多數為正常，並非疾病，當然少數是因為沾黏或內膜異位症而將子宮後扯，這樣會導致較困難正常懷孕的情形。

●**子宮大小**：未懷孕的子宮量度大約為7x4x3公分，由數層的子宮肌肉平滑肌組成，包圍住中央薄薄的子宮內膜。月經來時，子宮肌層均勻收縮以完全排出廢棄的經血；懷孕時，子宮肌層受黃體素影響而鬆弛，負責保護小小的胚胎。在整個懷孕過程中，子宮肌層持續向腹腔內擴張，直達胸骨下緣，之後子宮會開始收縮直到產出胎兒。生產之後約1個月，子宮就會收回骨盆腔，並慢慢恢復孕前大小。

●**子宮太大或太小**：子宮若發生肌瘤或者腺瘤疾病，就會隨之擴大，若大到壓迫到膀胱會引發頻尿；若壓迫直腸會有隨時的便意感與下墜感；若是擴大到躺著可以摸到，腫瘤直徑應該在5公分以上了。長期不排卵或者更年期的女性，子宮會縮小到幾乎沒有感覺的狀態，若補充荷爾蒙就有機會恢復到年輕時的狀態。

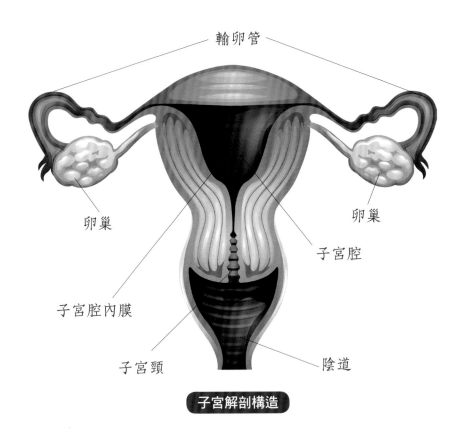

輸卵管

卵巢

卵巢

子宮腔

子宮腔內膜

子宮頸

陰道

子宮解剖構造

② 子宮頸→隔離微生物、迎接精蟲與排出經血的重要通道

●**子宮頸功能**：子宮下段緊緊種植在骨盆腔底部，向陰道內突出為子宮頸，負責接收精液內的精蟲，月經來潮會張開，以排出經血；經期3天以後就恢復閉鎖狀態，以隔絕陰道內的分泌物與細菌。

●**排卵與子宮頸黏液**：子宮頸在排卵前3天會開始分泌大量像蛋清一般的黏液，如果這時有精液進入，子宮頸黏液會篩檢精液與陰道分泌

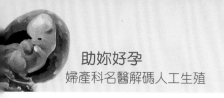

物，只讓精蟲游入，並上溯到輸卵管。子宮頸黏液太少或夾雜黃色分泌物可能是陰道感染，讓黏液受到影響；服用排卵藥也會抑制黏液的分泌；還有一個可能是排卵不夠好，雌激素不足而無法產生黏液。

● **子宮頸抹片與乳突病毒**：子宮頸抹片是很重要的防癌檢查，非常簡單的內診取樣就可以知道子宮頸是否生病。如果正常，可以每年檢查一次；如果檢查結果為發炎，可以先用藥物治療，半年再複檢；如果是比發炎更嚴重的不典型細胞等症狀，就需要3個月複檢，同時做乳突病毒檢查。

乳突病毒有非常多品種，不是所有病毒都會致癌，但這代表了陰道內免疫力不佳而使病菌孳生，這時除了隨時複檢與治療外，還需要利用口服陰道益生菌（含RC-1跟RC-14菌株）來保養，以增加陰道乳酸菌成分，去除致病菌種。

● **早期懷孕的子宮頸長度**：子宮頸在懷孕後也是閉鎖狀態，且維持在3公分以上的長度，以保護胎兒不受到陰道菌種的感染，與維持胎兒在子宮中的穩定。如果懷孕中期子宮頸有縮短的情形，就需要加強安胎，以防子宮頸張開導致早產。

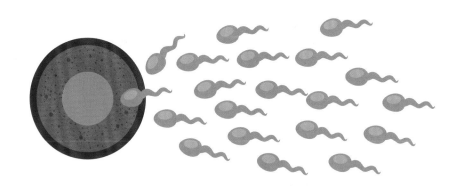

③ 輸卵管→精子與卵子相會的鵲橋

•**輸卵管位置**：子宮上端左右兩側連接著輸卵管，子宮與輸卵管的連接處是很細的管道，由子宮肌肉與雌激素把關，平時只給精蟲進入，卵子不會提早掉入子宮內腔。

•**輸卵管張開時機**：受精後，剛形成的胚胎不會直接進入子宮內，而是在輸卵管中巡迴成長，待胚胎長成囊胚之時（約5天），囊胚的絨毛膜激素HCG與卵巢的黃體素P4會大量釋出，使子宮輸卵管接口鬆弛，胚胎隨即沖入子宮腔內，並尋找位置著床；隨後子宮輸卵管開口也會立即關閉，避免胚胎又回流入輸卵管，造成外孕。

•**輸卵管跟卵巢的關係**：輸卵管的尾端稱為繖部，形狀如同拂塵一樣，繖部與卵巢有一條韌帶相連，平時為鬆散的狀態，當卵巢即將排卵

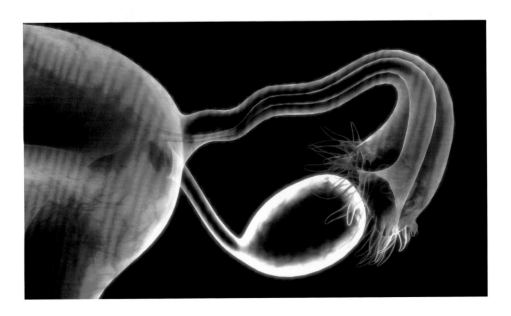

時，韌帶就會縮緊，並使繖部的拂塵包住卵巢，使排出的卵子無可竄逃，進入卵管內部，這樣就完成輸卵管的取卵動作。

● **輸卵管功能檢測**：醫界至今對輸卵管取卵的動作仍無可檢驗，所以常常出現排卵前濾泡正常、精蟲正常，輸卵管通暢的情形但還是不能懷孕，就只好猜測是否輸卵管未能取到卵，這部分仍有待醫學科學繼續突破。

● **輸卵管與自然懷孕**：總之，輸卵管要通暢，沒有沾黏，沒有感染，排卵荷爾蒙要充分，輸卵管就可以盡本分讓卵子及精蟲進入，且提供良好的輸卵管液，讓胚胎得以成長及送入子宮。

④ 子宮內膜→胚胎溫暖的被褥

● **位置**：子宮內膜為倒三角形，靠近子宮底部為寬闊的平台，但子宮內膜事實上是扁平的空腔，平時被子宮肌層圍繞與壓制，幾乎只有內膜液存在潤滑作用。超音波下，子宮內膜是位於子宮前後壁正中央一條小於1公分厚度的白線。

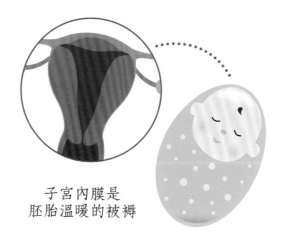

子宮內膜是
胚胎溫暖的被褥

● **子宮內膜厚度**：雌激素刺激內膜細胞生長，所以從月經大量之後的3～5mm（D3～5）日，漸增長到排卵前（D12）的8～10mm，這都是雌激素的功勞。雌激素也提供內膜液的分泌，從D7開始，內膜液會鋪

陳在上下層內膜內，形成深色的影像，生殖醫學稱之為三層結構，俗稱「三條線」（哈哈，是橫的，不是直的）或「三層線」，這是排卵前最美麗的三條線。

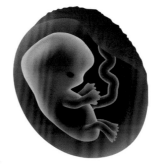

●**黃體期與著床期**：排卵之後，黃體素出現，雌激素下降，子宮內膜分泌改為內膜的充血與水腫，所以三條線消失成一整片的模糊區域，稱之為「蛻膜」，這時內膜不再增厚，而是一層鬆散的內膜組織，即專門為胚胎著床時用的鬆軟表面。雖然子宮內膜有特定的「著床窗口」，但從超音波無法察覺，從D15排卵後到月經來潮前的D28，型態都不會改變。

●**子宮內膜異常**：如果之前曾做過子宮內手術，如流產、發炎、瘜肉、中隔或肌瘤腺瘤切除等，都有可能造成子宮內膜疤痕組織或沾黏、或內膜過薄，這會使子宮表面細胞受損，形成著床障礙而導致不孕，或者造成懷孕初期流產。

●**子宮內膜過厚或過薄**：正常的內膜厚度在周期當中都會改變，我們稱為三階段線：D3～D7約 5～7mm，此時結構緊密稱Type A；D8～D14約8～10mm，有三條線的Type B；D14～28約10～12mm，結構鬆散的Type C。內膜低於預期厚度，或該有的三層線不清楚，代表雌激素濃度不足，或子宮內膜缺損；內膜厚於預期厚度，對應可能為排卵不良、月經延後、懷孕、甚至存有瘜肉、內膜增生等病態狀況，必須進一步檢查與治療。

●**保護妳的子宮內膜，不管現在想不想生育**。子宮內膜的傷口最難治癒，常常需要非常多的治療，成功懷孕的機率更是令人失望，所以要好好保護自己的子宮，才能確保日後的生育功能無虞。

⑤ 卵巢→卵泡的家

● **位置：** 卵巢以韌帶跟子宮兩側上角連接，另一邊則以韌帶接著輸卵管繖部。雖然如此固定，卵巢跟輸卵管繖部實際上是很活動的器官，這樣才能任何角度都抓得到卵，也不會受骨盆腔內器官如腸道脹氣的壓迫或子宮肌瘤擴大的影響。

卵巢

● **卵巢痛？下腹痛！**許多女生深受下腹疼痛之苦，都以為是卵巢發炎。雖然卵巢的位置在恥骨深層左右兩側，但同樣的位置還有膀胱、子宮、大小腸等器官，骨盆腔深層疼痛最常見的是排卵的充血疼痛、月經來的子宮收縮痛、子宮發炎的充血脹痛，更常見的是腸胃不適的脹氣痛、抽筋痛。卵巢腫瘤很少會引發疼痛，但腫瘤破裂、腫瘤扭轉倒是會非常疼痛，這些還是得求助醫師檢查才能夠得知。

● **卵巢功能：**卵巢在胚胎時期存有近600萬顆基礎卵泡，剛生產時消逝到近100萬顆，女性出生後前10年的卵巢並沒有明顯作用，但卵泡仍舊一直消逝，直到第一次月經來潮，兩邊的卵巢總共就只剩40萬顆卵。

● **為什麼要有這麼多卵泡？**女人一生最多就排400～500顆卵，所以40萬顆卵泡是不是太多了？碰到卵巢瘤要開刀，有醫師說卵巢有一邊就夠了，病變的一邊就整個切掉；50歲以後因為疾病需要切除子宮，醫師

說不生孩子了，卵巢就一併切除好了，以免發生卵巢癌。

其實，女性需要那麼多卵泡，除了要生孩子，還有更大的意義，那就是分泌雌激素，以維持女性化。研究顯示，切除1顆卵巢，更年期會提早3～5年；而更年期平均年齡為50歲，更年期後無法有月經，殘餘的卵巢仍然分泌各種低效應雌激素與男性素，讓女性仍可較緩慢的進入完全無荷爾蒙狀態，一直到60歲。

所以除非癌症不能留存荷爾蒙，正常的卵巢千萬不要隨便切除，以維持女性正常的生理功能。

⑥ 睪丸與精蟲愛的旅程→別忘了先生的重要性

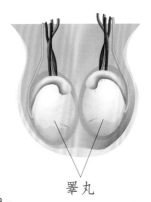

睪丸

●**流落體外的男性睪丸**：同樣是生殖器官，男人的睪丸就生長在身體外面，隨時還可能因意外或搏鬥受傷、疼痛，原因在男性的睪丸是產生活動的精蟲細胞，而男生的精蟲細胞是活的，精蟲會隨時跑動，如果在體內享受37℃的體溫，很快就會失去它的活力，射精出來就是沒有動力的死亡精蟲。精蟲從睪丸製造到射出，大多儲存70多天，這些日子就應該儲存在體外25℃以下的環境裡。

●**男人的生育能力**：從青春期約11歲開始，睪丸就開始製造精蟲。精蟲的製造不像卵子，1顆卵元細胞只製造出1顆卵子，1顆精元細胞可以製造出4隻精子，而每顆精元細胞所製造的精蟲幾乎毫無止境，所以精蟲幾乎是無限制的製造中。這也印證了每次射精3cc，每cc平均含大約3000萬隻精蟲，所以一次射精可以射出1億隻精蟲。而男人的睪丸可

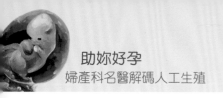
以持續製造精蟲到70、80歲，也代表了男人的生殖能力若不論成功率的話，可以維持60～70年的生育力。

● **男人在生殖的角色**：在女性排卵前3天與排卵後1天，是最容易懷孕的時段。女生這時會分泌荷爾蒙與費洛蒙吸引男性靠近，也會讓男性的性腺刺激素大大分泌，在必要時產生勃起，精蟲開始由副睪丸進入輸精管，然後攝護腺與貯精囊分泌精液，這些動作讓男性興致勃勃想要性交，也分泌費洛蒙吸引女性，乾柴碰上烈火，珠胎暗暗結成。

● **性生活**：精蟲會慢慢被睪丸的收縮動作推入輸精管，向尿道堆積，在輸精管跟尿道接口的貯精囊與攝護腺也開始分泌精液，性生活進行愈久，精液製造愈多，使陰莖敏感度增加，直到高潮射精。射精時攝護腺的肌肉層會先收縮，把精液跟精蟲混合推進尿道，陰莖隨即陣陣收縮，將含精蟲的精液推出尿道口，射入陰道深層。

● **性生活需要環境配合**：排卵期到了，先生加班回家後卻懶洋洋，太太也是忙東忙西招待客人，因而錯過了生育最佳時刻。現代生活，夫妻都要上班，有時需要出差，或分隔兩地幾個月見面一次等，都造成懷孕困難，然而年齡已經老大，父母殷切期盼，自己也很想生寶寶，該怎麼辦？

事業無法隨意緩解，時間無法好好安排，心情無法放鬆，自行努力超過一年半載，儘管如此，也要盡其可能盡量安排，要不然就尋找醫療輔助，找尋「生」機。

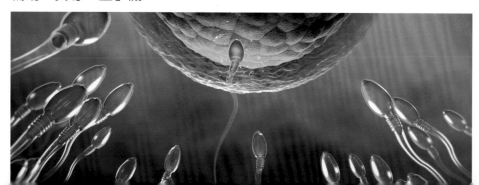

⑦ 受精與著床→家中新成員報到

● **當黏液碰上精液**：排卵前期的女生，子宮頸會分泌大量黏液，預告排卵期到來。陰道的分泌物是酸的，是為了制止致病菌孳生，但也會抑制精蟲的生存。所以精液的成分是鹼的，酸鹼中和的結果，就讓精蟲可以在中性的體液中高度活動。

● **高潮與受孕**：精蟲一進入陰道深處，就會順著子宮頸黏液的網狀結構往子宮內快速進入。有些精蟲會在子宮頸管的許多憩室（管壁凹陷）存留，許多則是往子宮深層進入，尤其是性交時女生一併高潮的時候，子宮會往上收縮，將精蟲急速收進子宮頂部兩側的輸卵管開口，進入輸卵管。

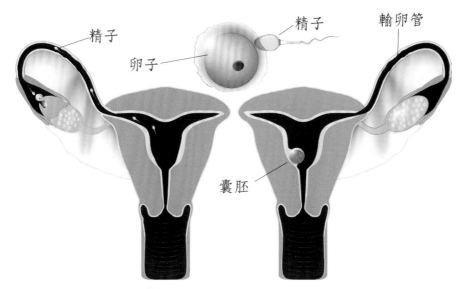

輸卵管掌握重要的精卵受精流程

●**奮力向上**：第一波的精蟲大約在數分鐘內即可到達輸卵管尾段，之後則源源不絕的上傳，據信在性行為之後的3天內都會有精蟲在輸卵管內等待卵子。卵子本身有化學成分能吸引精蟲進入，1隻精蟲進入卵殼後，卵殼就會硬化起來，讓別的精蟲不能進入，這樣可以防止染色體異常的情形。

●**恭喜，妳懷孕了**：受精卵大約每天以2的N（日數）次方分裂，所以性生活5天內，胚胎就在輸卵管內快速成長成為囊胚，並分泌絨毛膜激素HCG，讓黃體素大量分泌，輸卵管進入子宮的開口於是打開，讓輸卵管內的受精卵進入子宮，貼上子宮內膜。隨後囊胚裡的胚胎細胞會擠破卵殼（破殼），讓胚胎的絨毛細胞跟子宮內膜混合成為初始胎盤，這時候大約是第7天，換算周期大約是第21天，絨毛膜激素正式進入血液，並大量分泌，再過7天，胚胎囊就出現了。

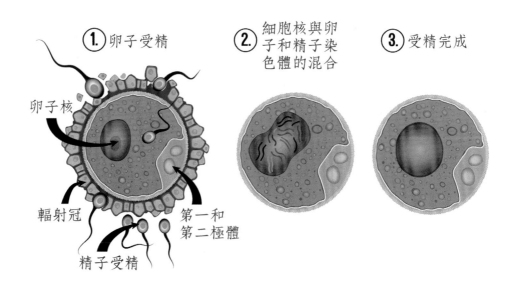

⑧ 可驗證的受孕過程→知道受孕過程是否正常

A小姐：很棒喔，這樣我就知道該怎麼去安排懷孕的工作了，只是不知我能不能掌握自己準備受孕的過程？因為我的月經有點不太準。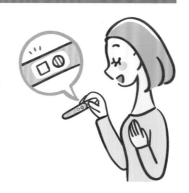

醫師：可以的，目前已經有許多驗證方法可以追蹤每一個步驟。

D01～D03排空：當月經來潮的第1～3天，超音波可以看到卵巢裡面有許多預備卵泡，內膜很薄約3～5mm，腦下垂體分泌的濾泡刺激素FSH、黃體刺激素LH都在低位（<10 IU），卵巢分泌的雌激素（E2）也在最低點（<50pg），黃體素（P4）是0，所以基礎體溫是低位的36.3℃。

D04～D10濾泡期：隨著FSH與LH的刺激增加，卵泡開始成長並分泌E2，大約在經期的第7天，E2會達到100pg左右，卵泡也增加到1.4公分，P4還是0，基礎體溫仍然是低位的<36.5℃。

D11～D13排卵前期：卵泡逐漸擴大到1.8公分左右，E2高到300左右，此時雌激素刺激腦垂體分泌大量的FSH（40IU）跟LH（80IU）讓卵子成熟，同時可以從尿液中驗到明顯的排卵反應，表示排卵即將在一天內發生了，基礎體溫因為大量雌激素的關係更加下降。

D14～15排卵：排卵只是一瞬間，很難抓到，運氣好的話可以從超音波看到原有的卵泡消失，骨盆腔中出現一灘水；荷爾蒙看不出任何有意義的變化，體溫開始升高。

D16～D21胚胎成長：卵泡轉化成黃體。超音波看到的黃體跟先前未排出的卵泡稍有混濁感，但並不一定，所以其實沒辦法辨識是否已排卵；荷爾蒙可驗到FSH跟LH都恢復低位，E2會在150左右，最明顯的就是黃體素P4來到5～10以上，且體溫上升到36.6 ℃以上。

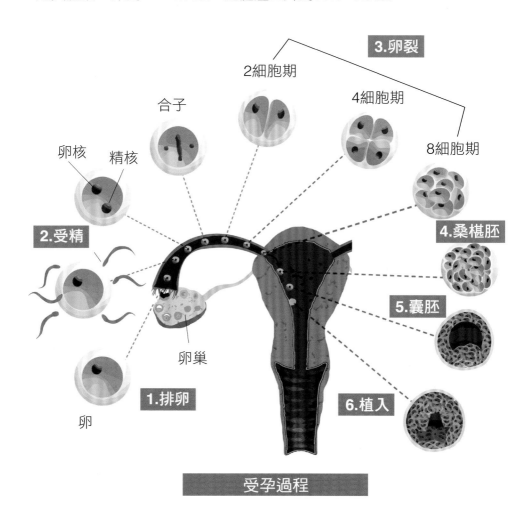

3.卵裂

2細胞期

4細胞期

合子

8細胞期

卵核　精核

2.受精

4.桑椹胚

5.囊胚

卵巢

1.排卵

6.植入

卵

受孕過程

　　D22～D26著床胎盤形成：黃體素P4增高到20左右，體溫維持穩定高溫，這是著床與否的關鍵期。此時縱使懷孕也驗不到絨毛膜激素（HCG），因為還太少了；超音波還看不到胚囊。

　　D27～D30成功與失敗立判：黃體素跟體溫維持高點，泌乳激素（PRL）也出來了，HCG開始出現，驗尿可以驗到兩條線，之後就愈來愈明顯。從月經開始算起，叫做懷孕第4周。

　　D++懷孕第5周胚囊出現：很小的胚胎出現，還看不到心跳；第6～7周，心跳出現，懷孕初期穩定這時不用抽血，因為超音波代替一切，恭喜你們準備做爸媽了！。

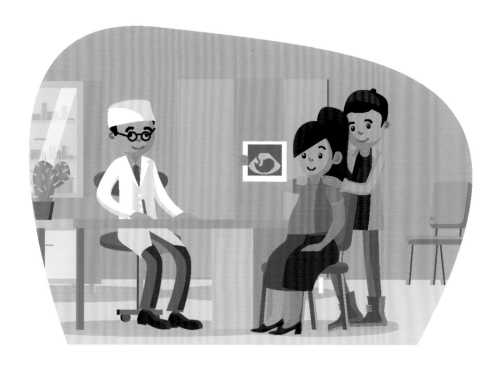

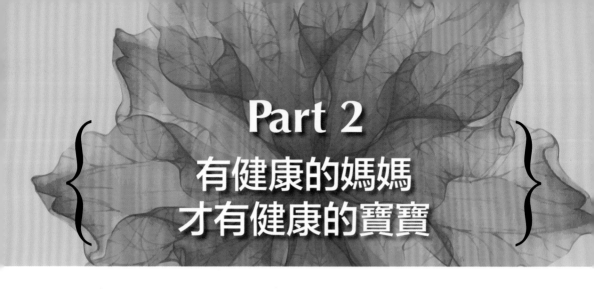

Part 2
有健康的媽媽
才有健康的寶寶

孕前檢查

新婚的B小姐夫妻：我們想來做婚後孕前檢查，看能不能很快懷孕！

醫師：很好，婚後孕前檢查國家有補助，但這個檢查沒辦法看出你的生育功能，最多就只能檢查先生的生育能力是否正常。

B小姐：那我做這個檢查有什麼目的？為什麼要做？

醫師：目前的孕前檢查還沒延伸到受孕能力，現行的檢查主要是檢測生殖器官及與之相關的免疫系統、遺傳病史等，可幫助妳孕育一個健康的寶寶。

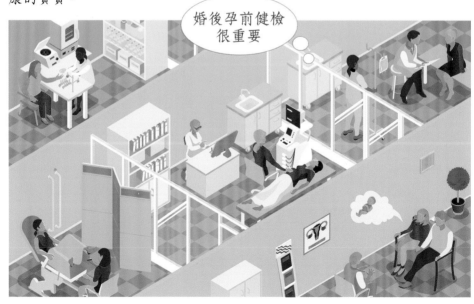

●女性孕前檢查最佳時間為懷孕前3～6個月，最好在月經乾淨後3～7天內進行，且注意檢查前3天避免有性行為。

表1：政府補助之婚後孕前檢查項目（以台北市為例）

補助對象	設籍台北市已結婚未生育第一胎之夫或妻；或配偶設籍本市之新移民（僅提供設籍台北市的一方可接受補助，未設籍台北市者則無法予以補助）。
補助金額	全額免費（不含掛號費及診察費）。如果檢查包含以下項目，女性每案補助1595元、男性每案補助655元（不含掛號費及診察費）。
女性檢查項目	尿液檢查、血液常規（含海洋性貧血篩檢）、梅毒篩檢、愛滋病篩檢、德國麻疹抗體檢查、水痘抗體檢查、甲狀腺刺激素檢查及披衣菌抗體檢查等8項。
男性檢查項目	尿液檢查、血液常規、梅毒篩檢、愛滋病篩檢、精液分析（男性請禁慾3天）檢查等5項。
補助期限	無限制
詳細資訊連結	https://goo.gl/8k51KR
特約醫院連結	https://goo.gl/rXHeJ6

以上檢查為基本健康程度的篩檢，特別增加了遺傳疾病（地中海貧血）、性感染疾病（梅毒、愛滋、披衣菌）、與可預防性之致畸感染症（德國麻診、水痘）與甲狀腺疾患等；男性也含精液檢查。

建議加強的生育能力檢查

生育本來就是一種天生能力，應該是很簡單的。可是根據統計，夫

妻或伴侶無法順利自然受孕的比例高達七分之一，其原因除了因子宮內膜異位導致的骨盆腔受損疾病以外，最常見的就是排卵跟精蟲能力弱化等體質病，而這些體質病其實很多都是社會問題導致，例如晚婚與壓力。

所以女性生育能力的篩檢，可以包括以下幾項（詳見表2），男性只需要做精液篩檢。

表2：專家級孕前檢查項目

目的	檢查項目
症狀（問診）	月經規則度、月經量（排卵功能）、月經疼痛（子宮內膜異位症）、無月經時期之下腹痛、分泌物、性生活疼痛（骨盆腔炎症）等之症狀釐清
女性排卵相關荷爾蒙篩檢（驗血）	AMH 檢查（卵巢存量測試），此為基本要件
	D1-5基本卵巢荷爾蒙篩檢（FSH,LH,E2）、泌乳素PRL、D21黃體素P4（基礎卵巢功能測試），以上為非一定必要之選項
骨盆腔疾病篩檢（超音波與內診）	骨盆腔內診、抹片、子宮卵巢超音波（腹部或陰道均可）、腫瘤指數CA-125（子宮發炎、內膜異位、腫瘤之篩檢）

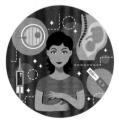
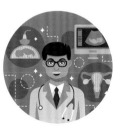
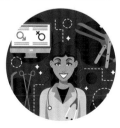
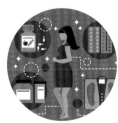

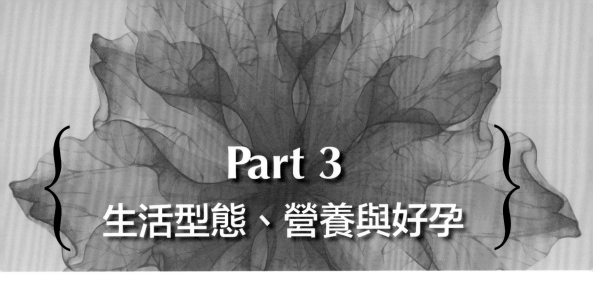

Part 3
生活型態、營養與好孕

B小姐：那我想積極懷孕，有什麼事是在生活上我需要注意的呢？

醫師：想要懷個健康的優生寶寶，在懷孕前6個月就應該開始做好準備，包括生理、心理、生活習慣與飲食上的調整等，像是養成規律的作息、戒除不良的習慣、戒菸、減少熬夜次數、擬定生涯規劃、改變用藥習慣、夫妻一同做健康檢查、確實接種疫苗、均衡的飲食攝取、維持標準體重、多方蒐集懷孕資訊，或聽取親朋好友的經驗等。

以下是中醫師與營養師替大家擬定的一些養生規則：

1.作息規律、紓解壓力

懷孕前應盡量讓自己的生活作息規律，避免壓力過大，過度勞累，

不管是工作上或生活上的壓力，都要想辦法得到紓解。研究顯示，壓力過大是現代人容易不孕的原因之一，那是因為壓力會影響內分泌，抑制卵巢正常排卵，使經期不順，甚至在懷孕期間造成流產。

　　適當紓解生活壓力，保持心情輕鬆愉快，多從事一些讓自己開心的活動，養成規律的運動習慣，尤其是職業婦女，更要學會隨時讓自己的心情放鬆，不要讓緊張的生活影響到卵巢與月經的正常功能。

2.戒除不良的生活習慣

　　孕婦的健康是嬰兒健康的基礎。從準備懷孕開始，女性一定要避免一些會對寶寶造成傷害的危險因子，許多生活中不良的習慣都要戒除，例如：香菸、酒精、咖啡因、毒品等，這些都會導致寶寶有體重不足、發育遲緩、早產、死產等不良的影響。

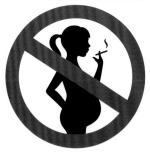

3.減少咖啡因攝取

　　咖啡因存在於咖啡、茶葉、可樂、巧克力、可可等食物中，有些人將咖啡、可樂或濃茶當水喝，一旦有懷孕計畫，就該開始慢慢減少咖啡因的攝取量，以免過多的咖啡因對胎兒造成不良的影響，或讓孕婦睡不著影響到睡眠品質，造成注意力不集中、頭痛、免疫力降低的情形。

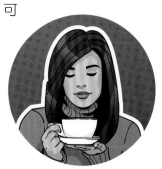

4.避免熬夜

　　準備懷孕的女性要避免熬夜，因為經常熬夜會影響女性荷爾蒙的分泌，進而對女性經期的規律性與卵子的質量產生或多或少的影響；對男性而言，經常熬夜則會影響精蟲的數量與活動力。因此，準備懷孕的夫妻雙方都要避免熬夜，以提高懷孕的機率。

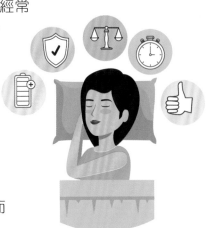

　　對於已經懷孕的女性來說，若經常熬夜，受精卵在著床後易因不穩定而有流產的風險。

5.注重飲食均衡

　　計畫懷孕的女性，從懷孕前就應該開始注重飲食的均衡攝取，當懷孕前的營養狀況不佳時，易增加懷孕初期母體不舒服的症狀，例如：噁心、嘔吐、食慾不振、容易疲倦、體重減輕等，準媽咪一旦有這些害喜現象，便無法攝取足夠的營養素，會直接影響到胎兒的健康。

　　因此，在準備懷孕前的6個月，就要開始注意個人的生活與飲食習慣，讓身體維持在最佳狀態，這樣對順利受孕也有很大的助益喔！

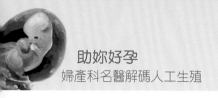
6.維持標準體重

　　想要懷孕的女性，必須將體重盡量控制在標準體重的範圍之內，因為太胖或太瘦都會影響到受孕機會。肥胖的女性比較會有多囊性卵巢的疾病，並因此而不孕；太瘦的女性則容易因營養狀況不佳而造成不孕，或者懷孕期間胎兒在子宮內可能有生長遲滯的問題。

身體質量指數（BMI）

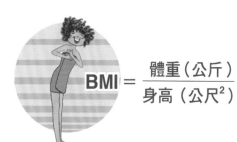

$$BMI = \frac{體重（公斤）}{身高（公尺^2）}$$

BMI值	體重狀態
≦18.5	體重過輕
18.5～23.9	正常體重
24.0～26.9	體重過重
≧27.0	肥胖

7.男性朋友應注意的事

- 避免長期處在高溫的環境
- 避免久坐
- 減少攝取油炸類食物
- 避免壓力過大

8.助孕飲食，改善寒性體質

　　在傳統醫學的角度，許多有滋補腎氣、改善體虛疲倦、通經活血、促進血液循環等功效的中藥材與食材，都有助於改善腎氣不足、氣血虛弱，可幫助受孕。

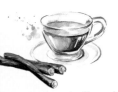

中藥材

人參、何首烏、肉桂、杜仲、
肉蓯蓉、枸杞、黃耆、當歸、
熟地、菟絲子、冬蟲夏草

含鋅量高的食物

豬肉、羊肉、雞心、牡蠣、
蛋黃、魚、瘦牛肉、芝麻、
小麥胚芽、南瓜子

食材

蝦子、韭菜、蕃茄、洋蔥、綠花椰菜、鰻魚、牡蠣、大蒜、山藥、
黑芝麻、栗子、蚵、鱔魚、土虱、泥鰍、羊肉、豬腰子

平性食物

主食類：白米、糙米、赤小豆、豌豆、栗子、山藥、玉米
蛋白質類：豆漿、魚肉、豬肉、雞蛋
蔬菜類：紅蘿蔔、花椰菜、四季豆
水果類：鳳梨、草莓、葡萄、檸檬、木瓜、枇杷、楊桃、李子
油脂類：花生

寒性食物

蔬菜類：空心菜、茭白筍、苦瓜、黃瓜、豆芽、西洋菜、紫菜、
　　　　　海帶、豆豉
水果類：西瓜、香瓜、楊桃、香蕉、芒果、奇異果、桑椹、水梨、
　　　　　柚子、椰子、橘子、柿子、葡萄柚
其他：冰品

涼性食物

主食類：綠豆、菱角、蓮藕

蛋白質：豆腐

蔬菜類：大白菜、芹菜、菠菜、莧菜、萵苣、金針菇、茄子、
香菇、冬菇、蘑菇、白木耳、白蘿蔔、絲瓜、冬瓜

水果類：甘蔗、蘋果、蕃茄、蓮霧、甘蔗、柳丁

其他：茶葉

溫性食物

主食類：糯米、南瓜

蛋白質類：牛肉、雞肉、蝦子

蔬菜類：油菜、大頭菜、香菜、大蒜、韭菜、茴香、蔥、生薑

水果類：番石榴、桃子、杏子、龍眼、荔枝、櫻桃、榴槤

其他：紅糖、麥芽糖、紅棗、桂圓

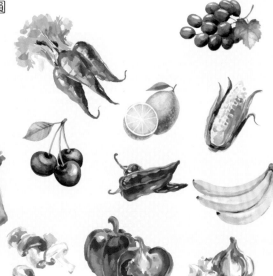

熱性食物

蛋白質類：羊肉

其他：辣椒、乾薑、胡椒、肉桂

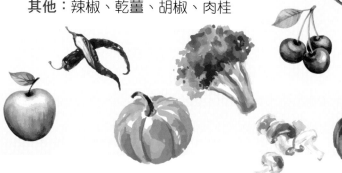

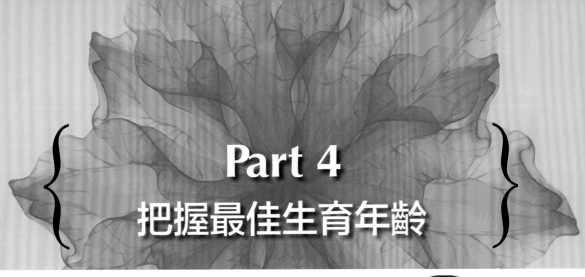

Part 4
把握最佳生育年齡

根據醫學研究，女性最佳生育年齡為24～29歲，男性最佳生育年齡為27～35歲。

1.女性

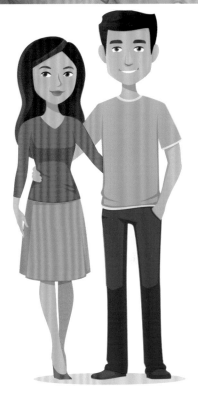

● **最佳生育年齡**：從生理角度來說，25歲左右是女性最佳的生育年齡，因為這時子宮頸管彈性好，容易擴張，子宮肌肉收縮有足夠力量，容易平安分娩；一旦跨入35歲，不僅受孕機會變小，自然流產率也大幅增加，再加上這時女性盆腔發育基本固定、陰道彈性降低、子宮肌肉收縮力減弱，分娩時容易出現難產的情形，且年齡越大，發生妊娠高血壓、妊娠糖尿病、產後抑鬱症等機率就越高，數據顯示，高齡產婦佔產後抑鬱症患者的70%以上。

● **24～33歲**：這一時期，女性身體發育完全成熟，組織有最佳彈性，卵子質量高，若懷胎生育，分娩危險小，胎兒生長發育好，早產、畸形兒和痴呆兒的發生率最低；若早於20歲懷孕生育，胎兒與發育中的母親爭奪營養，對母親健康和胎兒發育都不好。

• **34歲後懷孕即稱為高齡產婦**：隨著女性年齡增長，不僅懷孕的機率下降，更容易出現孕期併發症，因為卵泡在卵巢中積存的時間過長，使染色體發生老化，出現衰退，且年齡越大，遺傳物質發生突變的機會也隨之增多，而出現先天智能障礙和各種畸形兒的情況，數據顯示，25～29歲生育者，唐氏綜合症嬰兒發生率為1/1500，30～34歲為1/900，35～39歲為1/300，45歲以上為1/40。

• **40歲後的低生育機率年齡**：社會緊張化，現在很多事業有成的女性都在40歲以後才開始進入婚姻，才開始計劃生育。40歲的女性還是可以保養良好，身體健康，只是卵巢病無法跟外觀畫上等號。卵巢年齡進入40歲，就代表DNA的修復能力下降，卵巢存量耗損，檢測AMH大多處於1.0以下，且呈現非常快的下降趨勢；受孕以後的受精卵有超過一半的機會為染色體異常，因此流產率會增加，唐氏症的機率更是高，所以受孕後一定要遵照醫囑做胎兒健康度篩檢。

2.男性

• 男性精子質量在27～35歲這一時期達到高峰，且處於這個年齡的男性不單體能、智能發育成熟，也有較好的生活經驗。男性過了35歲，體內的雄性激素也開始衰減，平均每過1年睪丸激素的分泌量就下降1%。

• 男性年齡過大時，精子的基因突變率相應增高，精子的數量和質量都會下降，對胎兒的健康相對不利，且35歲以後，男性使女性懷孕的機率每年下降3%，如果是45歲的男性，那麼使女性懷孕的機會要比生理高峰時延長五倍之多，且即使懷孕，女性流產及胎兒

畸形、患病、死亡的可能性也會增加。

3.最佳受孕時機

　　女性每月有6天時間為受孕的最佳時機，即排卵前5天及排卵當日，而且在晚上9～10點受孕是最合適不過的。

　　人體的生理現象和功能狀態在一天24小時內是不斷變化的。早上7～12時人體的身體功能狀態呈上升趨勢，13～14時是白天裡人體功能最低的時刻，17時再度上升，23時後又急劇下降。一般來說，21～22時是同房受孕的最佳時刻，且此時同房後，女性能長時間平躺睡眠，這樣有助於精蟲游動，增加精蟲與卵子接觸、相遇的機會。

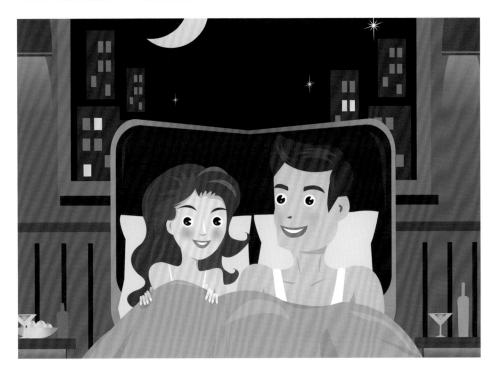

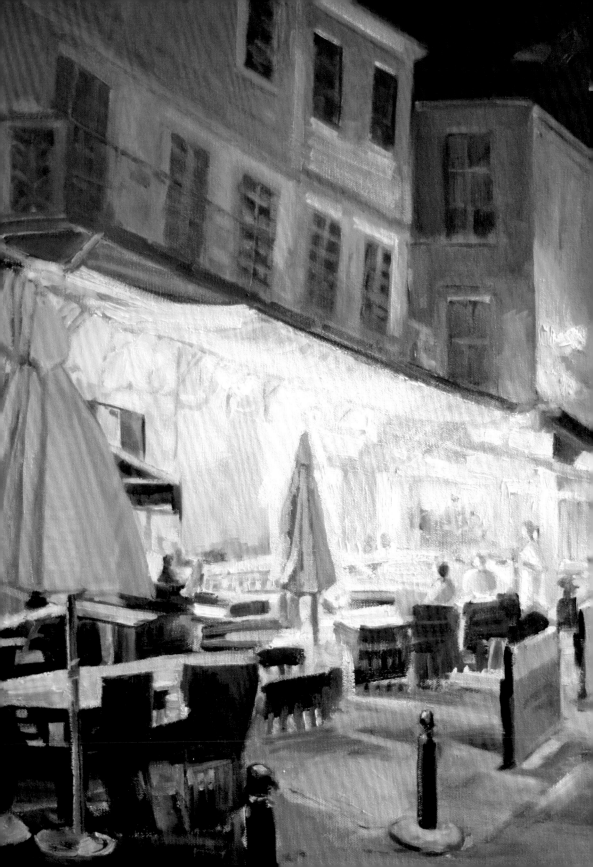

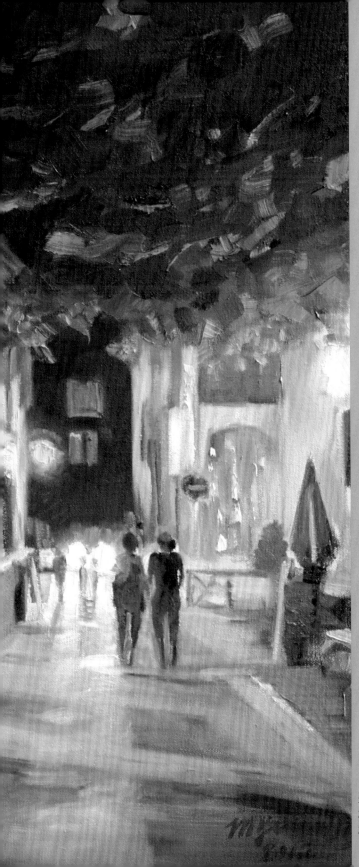

CH**2**
不孕症門診的第一天

張明揚
2012 星光咖啡廳
25P 油彩畫布

Part 1
何時該看不孕症門診？

　　關於懷孕這件事，妳以為準備好了，也做了最週全的計畫，可是怎麼遲遲沒有好消息？不孕，有很多原因，也有還不知道的角落；尋找原因，以現在的醫學科技多數可以輕易地解決。先不要氣餒，檢查看看妳有沒有這些問題。

　　C小姐：我跟男友在一起已經兩三年了，有性生活、沒有認真算安全期，但也都沒懷孕過，不知道自己是什麼狀況？這樣算不孕症嗎？還沒有結婚來看不孕症門診是對的嗎？

　　醫師：當然是對的，不管妳是幾歲，只要沒有避孕，有正常的性行為，過了一段時間沒有受孕，就可以檢查自己是否有什麼狀況造成不孕。

不孕症檢查啟動關鍵

1. 一般夫妻在沒有避孕的情況下，經過一年正常性生活而沒有受孕。
2. 35歲以上女性經6個月嘗試均無法懷孕。
3. 男性無精蟲、女性無卵巢或子宮或兩側輸卵管阻塞。
4. 任何時候想加速懷孕都可以。

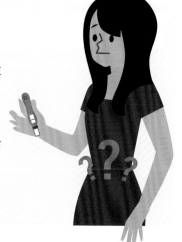

1.為何不孕的定義放在婚後一年？

文獻報導：一般人（指一般生育年齡，尤其是35歲以下的女性）婚後1年的懷孕機率為80％，2年的機率達90％，所以，如果沒有避孕且無特殊情況，1年內仍無受孕情事，可以考慮看不孕科門診。

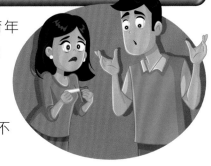

現代人結婚年齡都較以前大，加上工作忙碌，一年拖過一年，真正想要接受治療的時間往往都超過最佳懷孕期了。

2.為何35歲要提早看門診？

更多的文獻也指出：女性年逾35歲，卵巢內的卵存量即將大幅縮減，卵子的年齡也開始老化，也就是卵子的減數分裂能力開始鈍化，導致胎兒染色體異常的機率急遽增加。

現在的年輕一代早知道35歲懷孕就算高齡產婦，所以不言可喻：年紀到了35歲，就是該看診尋求加速懷孕的時機到了。

3.男性無精蟲、女性無卵巢或子宮或兩側輸卵管阻塞

這個問題提醒了孕前健檢的重要性！門診常見年輕女性30出頭，AMH（卵巢存量指標）只剩不到1.0（正常為2.0以上），也看過健壯的老公，精蟲濃度只達百萬級（正常濃度WHO標準需大於1500萬/cc）。至於男性無精蟲或女性無卵巢，其實是很少見的狀況，且無庸置疑，他們絕對是需要人工生殖來幫忙的族群無誤。

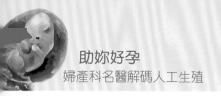

4.任何時候，想加速懷孕都可以

　　想懷孕，覺得需要醫師協助加速的時候，隨時都可以看不孕科門診尋求解決，尤其是對自己沒把握自然受孕，家裡又有人催生，或者想要進一步知道自己生育能力的個人或伴侶，都可以隨時到門診來詢問檢查自己的狀況，並諮詢最好的方法。

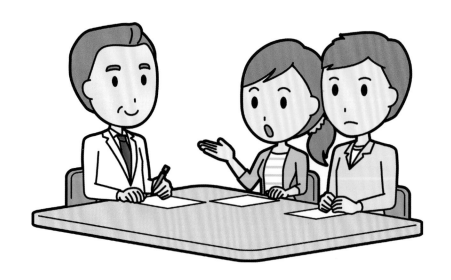

Part 2
門診如何進行？

1. 確認是否有常見的不孕症原因

2. 檢查排卵

3. 檢查先生

4. 檢查骨盆腔

5. 檢查輸卵管

6. 檢查其他因素

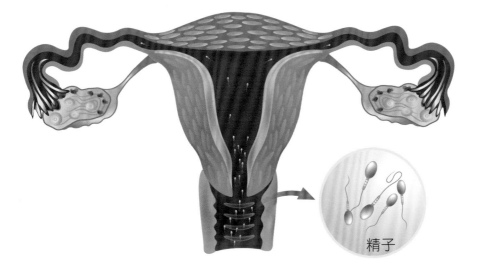

精子

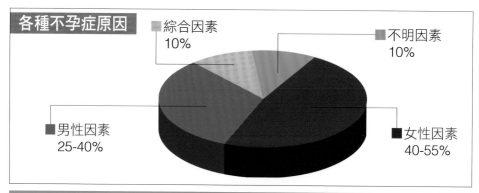

各種不孕症原因

- 綜合因素 10%
- 不明因素 10%
- 男性因素 25-40%
- 女性因素 40-55%

常見的不孕症原因

女性因素	1. 排卵異常：無月經、無排卵性月經、多囊性卵巢症、泌乳素過高、品質不良性排卵、卵巢手術、卵巢衰竭、無原因性卵子存量降低等 2. 輸卵管阻塞：輸卵管發炎阻塞、輸卵管水腫、輸卵管沾黏、輸卵管切除等 3. 骨盆腔沾黏：子宮內膜異位、子宮卵巢手術、骨盆腔發炎等 4. 子宮因素：流產手術沾黏、子宮內膜炎、子宮手術沾黏、子宮中隔、子宮內膜疤痕、子宮內膜厚度缺失等 5. 子宮內膜異位症：內膜異位沾黏、內膜異位囊腫、子宮肌腺瘤等 6. 各種抗體異常：抗甲狀腺抗體、抗磷酸脂質抗體、抗凝血系統抗體等 7. 重複性植入失敗、重複性流產等
男性因素	性生活障礙、精蟲濃度不足、精蟲活動力不足、精蟲抗體、無精症等
不明原因	無明顯異常的不孕

1.常見的排卵異常原因與診斷

不規則月經的根源，不是腦內環境出差錯，就是卵巢分泌出問題：

跟男人不同的大腦週期：月經是大腦與卵巢荷爾蒙互動所產生的週期性循環，藉著這每個月的荷爾蒙消長，卵子得以成長、成熟、排出進入輸卵管，這循環走到這裡，雌激素會讓女性的費洛蒙分泌非常旺盛，吸引男性供給精液，達到精卵結合產生胚胎，然後再進入子宮腔，完成生育的世代使命。

週期紊亂的結果：月經之所以不正常，就是荷爾蒙的週期性出了問題，也就是說，週期不正常，排卵就會不正常，週期愈亂，卵子的發育就愈多不定性，如果月經期太短，卵子可能成熟度不好，月經期太長，卵子發育太慢，甚至會老化；而時快時慢的週期，卵子可能長到一半就不發育了。所以，不規則的月經，尤其是25天以下或35天以上的週期，卵子品質都會較差，自然受孕率就會不好。

卵巢最常見到的問題就是多囊性卵巢

國際多囊性卵巢聯盟訂定以下診斷標準：

1.超音波下的雙側卵巢內預備卵泡數過多，如超過 15個；

2.排卵異常或月經不規則；

3.血液中男性荷爾蒙指數過高，或症狀上可見有高男性素特徵，如青春痘、油性皮膚、毛髮過多等。

只要三項特徵含有兩項即達成診斷。

女生如果有太多的預備卵泡積存在卵巢內，正常的腦下垂體刺激素就沒辦法分配給每一個卵泡，就像正常收入的家庭無法支付太多小孩的開銷一樣，卵泡無法得到足夠的刺激素，要不就全不生長，要不就勉強

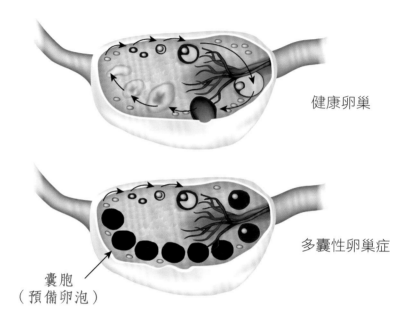

健康卵巢

多囊性卵巢症

囊胞
（預備卵泡）

推出1顆卵泡，卻又長得不好；多囊性卵巢症的女性體內會有太多的性腺荷爾蒙，造成身體發胖，有的會有男性素積存，反過來抑制新生卵泡，惡性循環下，使得月經週期無法形成，月經不來，衍生種種毛病。

第二種是腦內環境異常不排卵

下視丘的排卵荷爾蒙分泌素不平衡，最常見的是生理或心理壓力導致的「壓力症候群」，或稱「下視丘協調不良型不排卵」，這種狀況在許多女性身上都曾發生，譬如換工作、新婚、考試、熬夜或長途旅行等，都會有短暫性的亂經。少數女性發生的頻率比較高，甚至有的從初經就排卵異常，這當然會使排卵功能減弱而導致不孕。

腦內功能紊亂很難診斷，因為沒有一定的標準，只能靠醫師的經驗來做判斷。

泌乳激素分泌過高

泌乳是產後女性特有的生理現象，泌乳會讓排卵功能暫時停止，而導致月經紊亂或者停經。

但從未生育的女性為何會產生泌乳現象而不孕？此現象與上則稱的腦內環境失調造成不排卵的原因幾乎一致，只是特別表現在泌乳素增高的部分。

比較特殊的是，平常有服用抗憂鬱症藥物或者安眠藥的女性，也會提升泌乳素而不排卵，這點顯示與腦內環境環環相扣，是很複雜的狀況；還有更少的狀況是在泌乳素高出正常值數倍的狀況下，有可能腦下垂體會產生腫瘤，必須進一步做電腦斷層攝影來判斷與快速治療。

泌乳激素過高的幾種狀況

稍高20～40：生理、心理因其他疾病如甲狀腺低下、多囊性卵巢等，或因生活壓力造成泌乳素分泌過度，或早期懷孕。

中高40～80：泌乳素分泌細胞增生，造成過度分泌，或服用抗憂鬱藥物，或長期服用安眠藥。

超高 80～>100：須注意是否腦下垂體泌乳素分泌細胞瘤。

為什麼月經規則卻又不排卵→排卵品質不良！

C小姐的月經從來都很規則，接受了各項檢查也都正常，醫師卻說她沒有排卵，是屬於不排卵性月經。

C小姐很不服氣：不是有月經就有排卵嗎？

月經是荷爾蒙輪替與子宮內膜反應的結果，卵巢分泌荷爾蒙讓內膜增厚，腦下垂體分泌荷爾蒙刺激素讓卵巢分泌轉換，但這些動作協調不

夠或不足，並不能產生1顆健康的卵子，也不一定達到排卵，就像工人明明看起來一直在工作卻因工作不努力，或看起來工作很認真而方法不對，這樣就無法產生正常的卵子，縱使勉強排卵了，也無法受孕。

　　C小姐：那我如何可以知道自己是否排卵？或是排的卵好不好呢？

判斷排卵品質的方法

規律性：每個週期的日數差距在3天以內

基礎體溫表：要有前半段的低溫期與後半段的高溫期

血液荷爾蒙檢查：排卵功能檢測

卵巢存量檢查（AMH）：目前可應用的卵泡總量

超音波偵測基礎卵泡數（或稱預備卵泡數）（AF）

超音波偵測卵泡成長與排卵前卵泡直徑：動態排卵檢測

排卵前尿液排卵測試：排卵日檢測

排卵後血液黃體素濃度：總體排卵功能效應

月經規則度

　　什麼是規則的月經：規則的月經一般在25～35天，每個週期不會有3～5天以上的差距。有些人的月經會延後到40天，但每個月差異不大，也算規則，也能夠隨意的懷孕；甚至有人是屬於「季經」或「半年經」，也就是每三個月或半年來一次經，我碰過好幾個這種案例，剛結婚時來諮詢是否正常？我說不管它，結果很快的婚後就懷孕，還生了好幾個孩子。最常見的狀況是慢5～7天，這樣也不是很大的問題，但要注意排卵日會延後，所以安排受孕期要晚一點。

　　不規則月經的意義：月經雖然每個月來卻不穩定，有時延後、有時提前；月經縮短到25天週期以下，這樣高溫期常常不夠12天以上，胚胎也很難穩定著床；更特異的是月經本來好好的，突然間3個月不來或者亂來，或者需要用藥才來，這種情形最常見的就是多囊性卵巢症，最差的就是卵巢功能大幅下降，需要好好的檢查，以免發生更嚴重的後果。

體溫表（BBT）

　　體溫表的意義：有些醫師會說體溫表沒有意義，不用量！其實他們的意思是：每個月量體溫表很辛苦，不必一直量。

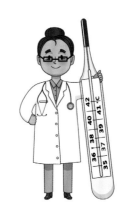

　　我認為，體溫表也算一種診斷排卵的工具，有10幾天的低溫期（<36.5℃），然後體溫一路向上直到高溫階段（>36.6℃），並維持12天以上，就可以判斷卵泡的成長（低溫）與排卵後的黃體（高溫）是穩定的，也可以計算每個月排卵時間，並依此規畫受孕期。如果體溫是正常的，那麼可以預測排卵應該是正常的，之後就可以不必量體溫，除非要準確的計算排卵時間或檢查排卵藥的效應。

　　該如何測量基礎體溫表？

　　D小姐：體溫表很麻煩，我晚上常要起來上廁所、起來餵奶、起來喝水、或很晚睡覺、或不定時睡覺、起床已經中午等，這樣還可以嗎？

　　體溫表全名叫做基礎體溫表，是測量完全安靜狀態下的體溫，所以一定要量舌下溫度，但只要安靜的睡眠狀態3～4個小時，起床後量的體溫就是合格的，並不需要設定鬧鐘，也不需要憋尿量體溫，只要不漱口、不做家事，睜眼就量即可。

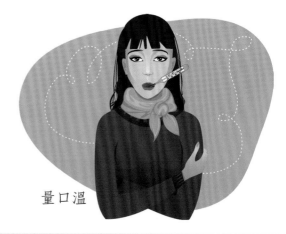

量口溫

體溫表的正常與不正常

1.有高低溫：整個圖形要呈現有前半月的低溫與後半月的高溫期

● 低溫期最好低於36.5℃，高溫期最好高於36.6℃。

● 低溫期代表雌激素的影響，高溫期是黃體素的反應。

● 重要的是高溫期至少平穩維持12天以上。

2.常見的不正常體溫

● 整個週期幾乎沒有明顯變動的體溫（要確定溫度計是好的）。

● 從低溫到高溫緩慢，要3～4天才到高點。

● 高溫期很短，上來沒幾天月經就來了。

● 高溫期波動太大，有時反應睡眠狀態不好或心情起伏太大。

抽血檢驗荷爾蒙

　　抽血可以檢驗許多體內狀態，但不是每個人都必須要全部檢查。與排卵相關的荷爾蒙最重要的有以下幾項：

1. 濾泡刺激素（FSH）與黃體化激素（LH）

　　是腦下垂體對應腦內荷爾蒙分泌素所分泌的卵巢刺激素，一般會選擇生理期的第2～5天之間檢查，因為那是荷爾蒙的最基礎時間，可代表

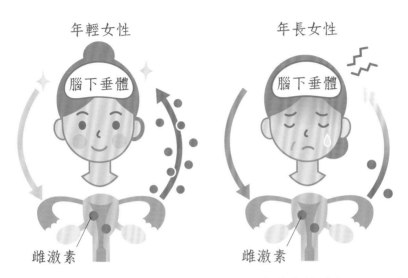

卵巢的生理功能。在年輕女性排卵大約是正常狀態的時候，不一定要在那個時段，只要選擇不是排卵前期（那時FSH跟LH都會升高）抽血，也是可以的。

2. 雌激素（E2）與黃體素（P4）

代表排卵週期兩個不同階段的指數。雌激素在排卵前期，指數從週期剛開始的30pg/mL一直提升到排卵前的300pg/mL有不同的階段；黃體素則在前期幾乎無法測得，直到排卵後急遽上升到週期第21天的20ng/mL。由此可知，雌激素在不同時段都可以判斷排卵效應，而黃體素則需要在月經的第15～25天之間檢測才有意義。

3. 其他排卵相關荷爾蒙（非一定必要）

泌乳素（PRL）太高可抑制排卵功能；甲狀腺刺激素（TSH）與甲狀腺素（T4）亢進或低下都會影響排卵功能，甲狀腺刺激素太高但甲狀腺素正常，也代表甲狀腺功能不好或代謝異常；男性素過高也會抑制卵泡的正常成長，在顯示排卵功能不夠好的時候，調控這些因素可以改善卵子品質。

表：關鍵荷爾蒙抽血值的正常區間

排卵相關荷爾蒙	FSH	LH	E2	P4
幼兒或腦垂體低下	<3.0	<3.0	<30	<1.0
D1〜10 濾泡期	5.0〜8.0	5.0〜12.0	30〜150	<1.0
D11〜14 排卵前	10〜30	30〜80	150〜300	1.0〜5.0
D15〜30 排卵後	5.0〜8.0	5.0〜12.0	100〜200	10〜20
停經前期	16〜40	16〜20	30〜50	<1.0
停經後或卵巢衰退	>40	>30	<30	0
避孕藥或調經藥	<3.0	<3.0	100〜200	0

卵子存量降低（AMH與AF測量）

D小姐又說：在診所進行試管嬰兒，打了很多的排卵針，結果只取到3顆卵。醫師說我卵巢存量很低，我才32歲，卵巢存量怎麼可能不足呢？

檢視柯小姐的抽血指數，的確AMH指數只得0.5，月經初期的卵巢超音波預備卵泡只有3〜4顆，而柯小姐兩年前才接受雙側卵巢囊腫手術，卵巢體積也縮小。

D小姐：但是我月經都很規則，我是不是更年期到了？會不會沒機會懷孕了？

卵巢存量AMH、預備卵泡數AF是什麼？有什麼實質意義？

最近很常看到30出頭的女生，AMH卻只有不到2.0，非常擔心自己是否已接近更年期！也有女生的卵巢儲備卵泡（AF）少於5，而認為自己懷孕希望渺茫。

其實如果自己並無其他身體問題的話，也就是先生正常、骨盆腔健全、排卵規則，懷孕率仍然可以跟正常女生一樣。其原因就在於雖然卵

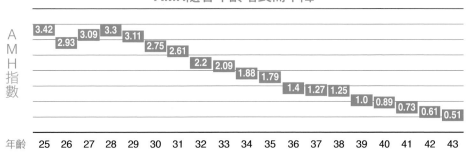

AMH隨著年齡增長而下降

巢儲備值少了，但身體還是會在每個週期排出必要的1顆主要卵泡。所以說，卵子不在多，在品質。

　　AMH跟AF代表的意義在於可用的數目，但年輕的卵巢所排出的卵子是品質高的卵子，自然懷孕的機會是好的。

　　AMH與AF多，只在於如果打排卵針可以得到多一點的卵子，而不一定是好的卵子。卵存量少的女生，卵巢會撙節開支，每次排出來的預備卵泡就少一點，但結果還是跟存量多的卵巢一樣，每個月排出1顆卵子，所以以自然排卵來說，跟他人並無差別。

表：**AMH的意義**

AMH 值（ng/mL）	存量	排卵針生殖治療的意義
>4.0	類多囊性卵巢	小心可能發生過度刺激症候群
3.0～4.0	多卵	當心過度刺激
2.0～3.0	正常年輕卵巢	可得到約10顆健康卵子
1.5～2.0	正常熟齡卵巢	可得到約6～8顆健康卵子
1.0～1.5	略少卵	需要較多藥劑，可得到約6顆卵子
0.5～1.0	約40歲卵巢	需許多藥劑，得到不多健康卵子
<0.5	近衰竭卵巢	需考慮多次存卵一次授精

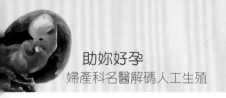
卵巢存量為何減少？ 有何因應之道？

除了年齡造成的自然減少外，有不少原因會讓正常年齡的女性AMH存量不成正比的消逝，目前為止並不很清楚如何減少卵存量下降的方法。如果年輕女性發現自己AMH減少到2.0以下，擔心日後需要時無卵可用，可考慮先將卵子儲存起來，一般來說存個10顆卵子可得到5～6顆好的胚胎，而

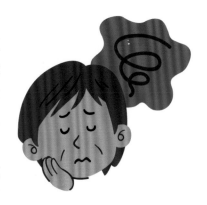

且是年輕的胚胎。如此就可高枕無憂，日後再慢慢追蹤自己的AMH值，以及努力自然懷孕就好了。

卵巢存量減少的各種原因

年齡：30歲開始每5年減1.0 ng/mL，所以30歲時為2.5，35歲時為1.5，40歲時為1.0，依此類推。

卵巢瘤：內膜異位囊腫是最容易侵蝕卵巢實質的疾病，相反的畸胎瘤則對AMH沒有太大的影響。

卵巢瘤手術：卵巢瘤愈大，手術愈會破壞旁邊的正常卵巢實質，如果卵巢瘤很明顯是良性取向，經陰道囊腫抽除術則影響較小。

癌症化學治療：許多化療藥物會破壞卵子，所以衍生了化療前1～2個月快速凍卵，留下可用的卵子以備萬一卵巢破壞還有機會接受不孕的治療。

抗卵巢抗體破壞：有女生得了甲狀腺炎，結果卵巢也受到甲狀腺抗體的牽連，導致卵巢功能下降，許多內分泌腺的組織似乎都有相關性，A腺體發炎，B腺體跟著被自身抗體破壞，卵巢就是最常見的受害器官。

外在環境與壓力：環境荷爾蒙與污染的影響，還有自身壓力導致的

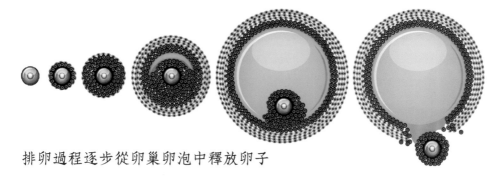

排卵過程逐步從卵巢卵泡中釋放卵子

抗氧化環境，都會造成卵巢原生卵泡加速消失。

基因缺陷：有人不到20幾歲就早發性更年期，有人30歲AMH就所剩無幾，這種狀態都警示著需要用最快的方式讓自己懷孕，否則卵巢會快速的退化，很快連取卵都取不到。

超音波檢測排卵過程

月經來潮的卵子是預備卵泡，約有5～10顆（兩邊卵巢總和），都不到1公分；如果需要測試排卵，會在第7～9天再照一次，看卵泡是否長到1.4公分，不過在沒有用藥的狀況下，應該只有1顆卵會成長，所以只要在第11～13天照一下卵泡是否長到1.6～1.8公分，這樣就可以判斷排卵是否在正常的路徑。

排卵前尿液測試（LH）

在月經的第11天開始，腦下垂體的黃體刺激素（LH）會在排卵前一天開始大量分泌，稱為LH高峰，這高峰會把LH從<10在18個小時內衝到100左右，這些LH是用來讓卵泡成熟，並讓卵泡收縮壓迫卵泡排出卵子。衝高的LH會排泄進入尿液，就可以在這時間點用排卵測驗棒測得LH的變化。

市售的LH測驗棒參考線大多代表20IU/mL，平時的測試線不會出現或者很淡，測試線與參考線相同的時候就是開始高峰，之後每4個小時測試線會超越參考線到很明顯，大約在8個小時後會回到參考線相等顏色，再之後就退到陰性，這時卵子即將排出，可以努力做功課了。

排卵後的黃體素檢驗（P4）

有規則月經的D小姐在週期第21天抽了血驗黃體素，結果只有很低的5.0，且之後月經還是來了。

醫師說：從妳的高溫期高低不穩定加上抽血的值太低來說，妳是不排卵性月經，或說是假性月經，或是之前的卵並沒排得很好，所以黃體產生的黃體素不足。

D小姐：所以黃體素不足其實是排卵不正常的結果！

D小姐之後用了排卵藥，產生2顆卵泡，打破卵針後再補充黃體素，順利的成功受孕了。

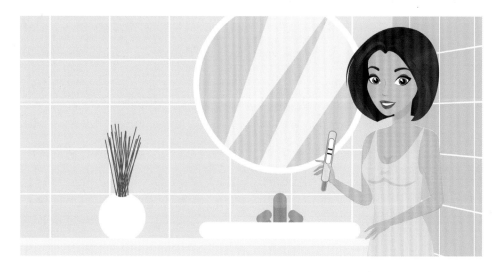

2.檢驗的快速通關

　　1天就做完檢查，1個月就進入治療：導致不易懷孕的因素很多，如果每樣都分別一一去檢查，感覺上可能會耗時耗力，無所適從，也不一定能得到準確的結果。專業的不孕症門診就是針對這些因素包裹檢查，基本上1個月內就可以得到足夠的結果，然後對症下藥做出對應方針。

門診第1天

1.問診

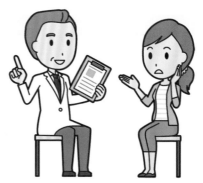

年齡：35歲以下？35～39歲？40～44歲？45歲以上

懷孕史：受孕過？自然懷孕？人工懷孕？生產過？自然生產？手術生產？流產過？服藥流產？手術流產？外孕過？藥物治療？手術治療？……

骨盆腔手術史：子宮手術過？肌瘤？腺瘤？子宮鏡手術？卵巢瘤手術過？內膜異位囊腫？一般水囊腫？單側或雙側？腹腔鏡或傳統手術？輸卵管手術等

內科疾病史：高血壓？糖尿病？甲狀腺疾病？過敏疾病等

月經史：規則度？週期性？經血量？出血日數？痛經史？程度？經期腹瀉？平時腹痛？

不孕治療史：體溫表？曾經使用排卵藥？排卵針？反應卵泡數目？人工授精？試管？胚胎數目？精液檢查？輸卵管攝影？子宮鏡檢查？

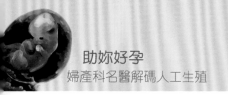
2.內診

子宮頸：抹片、子宮頸是否破皮造成黏液產生不足？分泌物是否太多（感染）？排卵期是否有充足的子宮頸黏液？

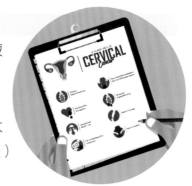

子宮：子宮角度有否前傾或後傾？有否太大（腫瘤）、太小（發育）、疼痛（發炎）等問題

左右附屬器（卵巢及輸卵管）：正常的話內診一般摸不到，摸得到的話多表示有腫瘤或發炎狀況

骨盆腔底部：是否疼痛？是否因內膜異位、沾黏等造成結節？

3.超音波

子宮內膜：位置是否適中？厚度、形狀是否配合週期日數？

子宮：大小、形狀、角度、是否有腫瘤？

卵巢：大小、預備卵泡數（AF）、排卵前卵泡數、是否有腫瘤？

4.抽血

卵巢存量：AMH

卵巢功能：FSH（濾泡刺激素）、LH（黃體生成素）、E2（雌激素）、P4（黃體素）、Testosterone（男性素）

腦下垂體荷爾蒙：PRL（泌乳激素）、free T4（甲狀腺素）、TSH（甲狀腺刺激素）、Anti-TPO（甲狀腺抗體）

內膜異位指數（即卵巢癌指數）：CA-125

著床相關抗體與凝血因子指數：抗心脂抗體、蛋白質S&C、D-DIMER等

5.需另訂時間的特殊檢驗

精液檢查：精液量、精蟲濃度、精蟲活力、精蟲型態、抗體等

輸卵管攝影：子宮腔型態、輸卵管通暢度

子宮鏡檢查：子宮內腔正常度

腹腔鏡檢查：骨盆腔沾黏、子宮內膜異位、子宮卵管卵巢正常度

染色體檢查：有習慣性流產者，男女性皆要受檢

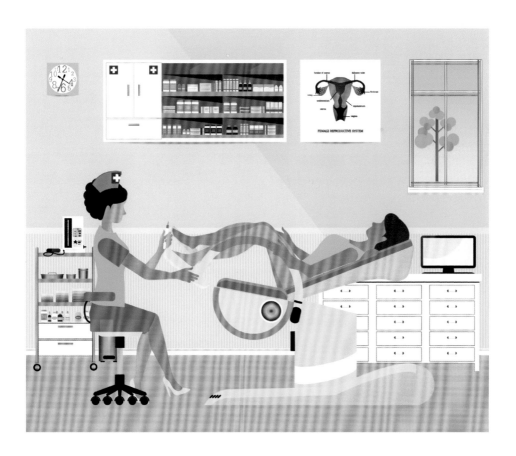

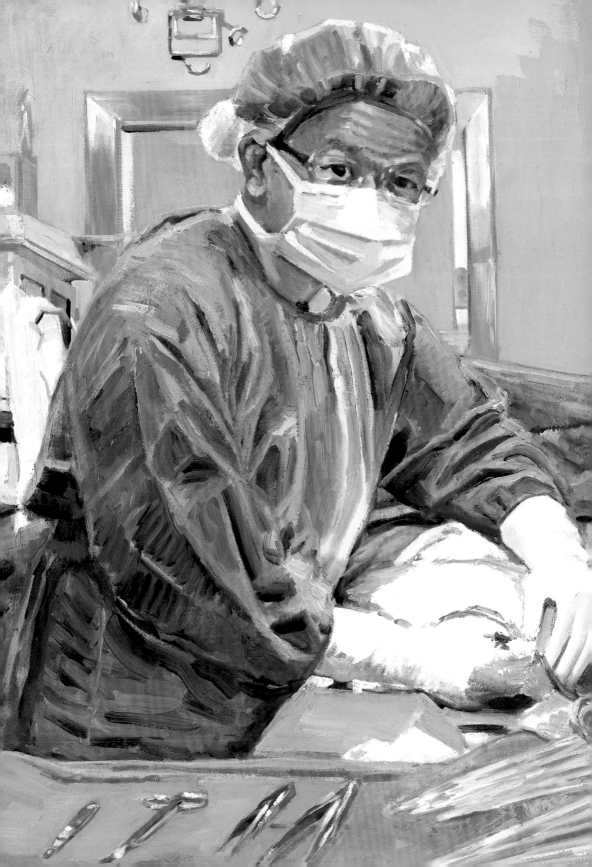

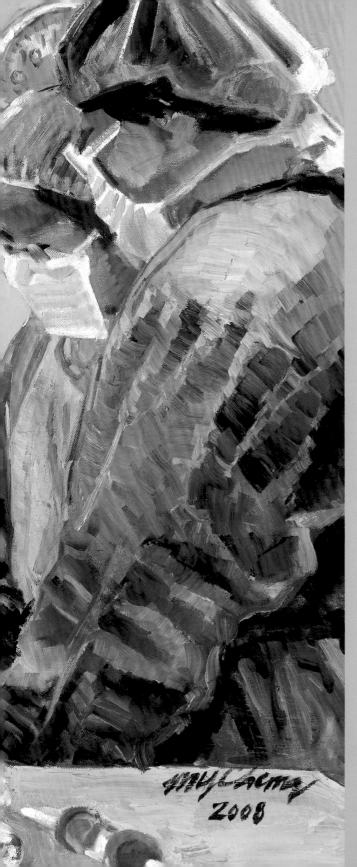

CH**3**

不孕症門診的特殊檢查

張明揚
2008 剖腹產
20F 油彩畫布

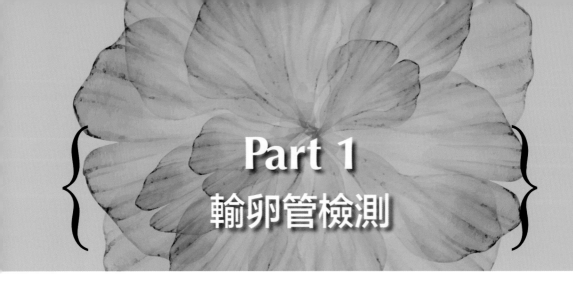

Part 1
輸卵管檢測

　　E小姐：年輕時曾有人工流產的經驗，不知道輸卵管會不會有問題？超音波可以知道輸卵管有沒有沾黏嗎？是不是一定要做輸卵管攝影？又網路上都說攝影會很痛，該怎麼辦？

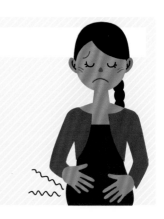

什麼狀況下懷疑自己輸卵管異常？

1.時常痛經或非經期下腹痛或性生活疼痛。
2.曾經骨盆腔發炎，或手術過。
3.曾經懷孕流產，尤其是經由手術流產。
4.診斷有子宮內膜異位症。
5.無異常狀況仍無法自然懷孕超過兩年。

1.輸卵管無法由體外檢測通暢度

　　輸卵管是很細小的器官，位處子宮底部兩旁。因為輸卵管管徑很小，所以根本不可能從影像系統看到，也不可能從內診去碰觸得到。但輸卵管是自然懷孕所必備的器官，所以輸卵管通暢與否就決定是否能夠自然受孕的能力。

2.輸卵管造影術

　　就因為輸卵管細窄的特性，要知道輸卵管是否通暢或正常，只得使

用顯影劑經由子宮頸打入子宮腔，並從子宮底部兩側的輸卵管內口進入輸卵管，再由輸卵管遠端外口排入骨盆腔。在這個通過的路徑上，可以用各種造影方式來觀測顯影劑是否在輸卵管內，並排出骨盆腔。

輸卵管通暢度檢查方法

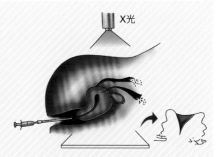

1. **輸卵管攝影**：以X光照射顯影劑充滿子宮腔與輸卵管判讀。
2. **超音波造影**：以生理食鹽水打入子宮腔，同時快速地以超音波觀測。
3. **腹腔鏡觀測**：在腹腔鏡下觀測染色劑通過輸卵管並流出外口。

3.有關輸卵管攝影的迷思

攝影是最通行的檢查方法，其做法是在月經乾淨後與排卵日3～4天以前（大約D8～D11），在X光檢查台上，經由內診方式放入子宮內導管，然後打入顯影劑，顯影劑會由雙側卵管流進腹腔，攝影可觀測子宮內腔形狀，及輸卵管是否順暢流進腹腔等影像。

輸卵管攝影可看到什麼？

1. **子宮腔形狀**：倒等腰三角形的子宮，是否有變形？是否有中隔？是否內在有瘜肉、沾黏、肌瘤等等。
2. **輸卵管形狀**：左右輸卵管是否流暢？是否阻塞？阻塞位置在內出口？中段？還是外出口？是否有水腫？嚴重度如何等等。

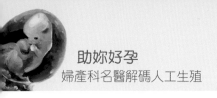
4.許多女生擔心攝影會有副作用？

不錯，攝影是一種侵入性檢查，從子宮頸進入的檢查可能會造成細菌進入骨盆腔。所以攝影前後最好先使用預防性抗生素，以減少感染；如果子宮頸太小、輸卵管太細或有部分阻塞的情形下，打入顯影劑可能會有少許疼痛；但攝影的另一種好處是可將部分阻塞的卵管打通，也是一種治療。在熟練的技術師手裡，攝影本身不會有太不舒服的感覺。

5.有攝影之外的其他方法嗎？

在西方國家，很流行用超音波觀察下打入食鹽水，而由超音波觀察水分流進骨盆腔的影像來判斷輸卵管通暢度。這種方法在台灣較少使用，因為台灣醫療太發達，攝影本身可清楚看到通暢度外，還可看到子宮內腔的細節，費用又低廉，所以台灣較少使用這種西方國家常使用的方式，以往的診所會打入食鹽水感覺水分的阻力，或是採打入二氧化碳的通氣法，但因結果太主觀而較難得到確切結果。

6.為什麼攝影不夠還要做腹腔鏡？

E小姐做了輸卵管攝影，結果是通暢的。

E小姐：為何我輸卵管是好的，排卵也正常，卻又不懷孕呢？

醫師：輸卵管通暢只代表一部份的意義。有些疾病雖然不阻塞輸卵管，卻會因為沾黏而使得輸卵管無法正常運作，而無法懷孕，甚至造成子宮外孕。

E小姐：那我做攝影又有什麼意義？要怎麼知道輸卵管沾黏與否呢？

　　醫師：輸卵管是否沾黏，只有腹腔鏡才能知道，所以以前試管嬰兒還不發達的時候，不孕的標準檢查是要包括腹腔鏡，現在如果有疑問不需多費力解決，直接做試管就好了。

　　E小姐：但我真的很想自然懷孕，試管嬰兒太貴了。

　　醫師：沒問題，腹腔鏡檢查可以一併治療所有的問題，何況腹腔鏡傷口很小，功能卻很大，很多人做完腹腔鏡檢查後幾個月內就自然懷孕了。

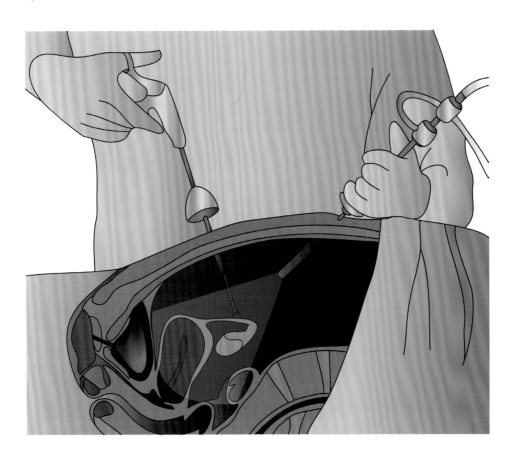

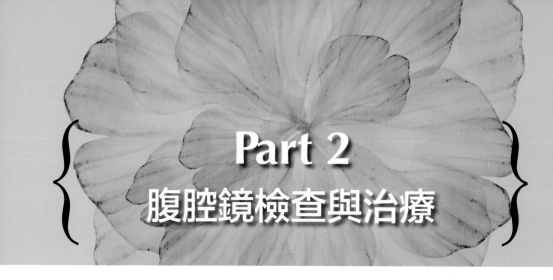

Part 2
腹腔鏡檢查與治療

1.為什麼要做到腹腔鏡這麼深入？

1.想要自然受孕

- 確認子宮卵巢輸卵管是否在正常位置且卵管通暢。
- 同時做子宮鏡確認子宮內腔是否正常。
- 確認是否有沾黏並予以排除。
- 確認是否有內膜異位並予以治療。
- 確認所有骨盆腔疾病治療後恢復原本位置並加以防沾黏。

2.想要治療疼痛

- 檢查產生疼痛的沾黏或內膜異位點並予以排除。
- 檢查造成疼痛的腫瘤並予以切除。
- 洗滌骨盆腔的發炎部位以降低發炎指數。

3.想要切除腫瘤

- 藉微小傷口切除造成困擾的子宮或卵巢腫瘤。
- 直接切除以排除可能有惡化疑慮的腫瘤。

2.腹腔鏡如何進行？

1.在肚臍做一個1.5公分長的傷口，放入內視鏡，在腹部雙側做1～3個各1公分的小傷口（依病情複雜度決定），放入剪刀、輔助夾、電刀、沖水管等手術器械，針對骨盆腔疾病做完整的治療，並取出病灶組織。

2.手術過程約1～3個小時以上不等，受術者全程麻醉狀態，所以不

會有疼痛感，手術後當天會有麻醉的暈眩感、噁心感，所以應少量進食，盡量臥床休息，必要時可追加止痛針劑，第2天大致就可以起床上廁所進食等等，依病情狀況第2、3天就可以出院恢復正常生活。

　　3.腹腔鏡恢復比傳統手術快，是現今婦產科手術中最佳選擇。

3.腹腔鏡的迷思

1.達文西手術是否比傳統腹腔鏡好？

　　達文西手術是利用遠端遙控機器手臂來做腹腔鏡，手術者坐在工作台上操作，手術台上仍需要助手來做所有更換器械的步驟，比傳統腹腔鏡需要更多的器械與人員，但所有的手術內容都是一樣的，所以應該稱為「達文西機器手臂輔助手術」，是將來手術的主流，但不會比傳統手術好，所謂達文西比傳統好，只是一種宣傳手段。

2.相比傳統開腹術，腹腔鏡無法做到某些精細步驟

　　沒錯，腹腔鏡的確無法做到非常嚴重的沾黏手術、非常巨大的腫瘤切除、非常細緻的顯微手術，也無法察覺非常深層的小型肌瘤，所以在手術前一定要慎重評估是否可以使用腹腔鏡，還是必須進行較繁複的傳統手術。

表：腹腔鏡微創手術與傳統手術比較

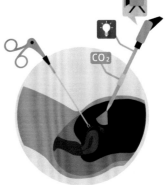

	腹腔鏡微創手術	傳統手術
傷口大小	小	大
疼痛感	較輕	較高
恢復期	短	較長
住院天數	少	長
肌肉破壞	較少	較多

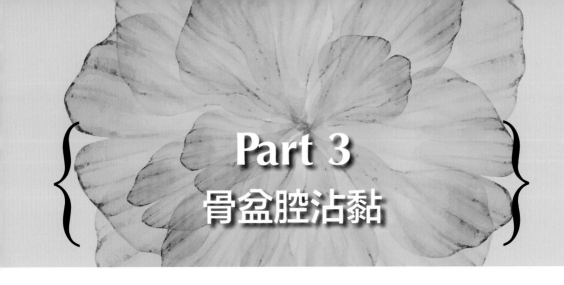

Part 3
骨盆腔沾黏

　　F小姐先前曾施行卵巢內膜異位囊腫手術,結婚後嘗試懷孕都不能成功。

　　F小姐:開刀後我的痛經是有改善,只是都無法自然懷孕,是不是沾黏還是內膜異位又復發了?

　　(醫師做了內診,沒有壓痛點;做了超音波,也沒有囊腫復發現象;抽了荷爾蒙檢查,也都正常。)

　　F小姐:那我怎麼還是不能懷孕呢?

　　醫師:沾黏是組織連結在一起的現象,如果沒有症狀,從外界並無法判斷是否沾黏。想確定有無沾黏的話只有做腹腔鏡直接探視才能知道,但腹腔鏡解除沾黏不一定能夠改善懷孕機率,何況解除沾黏的傷口還可能會組織硬化或更加沾黏,所以除非有症狀,一般並不鼓勵做拆解沾黏的手術。

骨盆腔沾黏形成的原因

1. 曾做腹腔內手術,如卵巢囊腫、子宮肌瘤切除、子宮外孕、盲腸炎手術、腸胃道手術,甚至流產手術等,都可能導致骨盆腔沾黏。
2. 子宮內膜異位因為內膜組織的發炎反應造成子宮與卵巢、輸卵管與腸道沾黏。
3. 子宮發炎、骨盆腔慢性發炎、甚至長期陰道發炎,都有可能使細菌上行至輸卵管,導致骨盆腔沾黏。

1.骨盆腔沾黏不容易診斷

骨盆腔沾黏的診斷方法如下：

1.有上述提到的致病因子，就需要考慮是否因沾黏導致卵巢包覆或輸卵管活動性受限，或輸卵管腫脹不通。

2.沾黏可能造成慢性腹痛、腸脹氣、便秘等病史。

3.內診可感覺到子宮活動受限、後傾移位、子宮後穹窿不平整等感覺，但這不一定有診斷價值。

4.超音波有時可見到子宮卵巢位置異常，有時有沾黏性囊腫，輸卵管水腫等。

5.腹部X光有時可見到因腸脹氣造成的局部沾黏。

6.真正的診斷需要以腹腔鏡進入直接觀察，也可同時拆解沾黏，較單純的沾黏排除後可加強懷孕能力。

2.何時考慮治療沾黏？

跟腹腔鏡手術的狀況相同，如果沾黏不是很嚴重，想自然懷孕的話，可以手術來解除沾黏，術後可自然懷孕。

如果沾黏嚴重到會疼痛、壓迫膀胱導致解尿困難、疼痛，壓迫腸道導致腹脹、解便困難等狀況，也可以手術來解除沾黏。

解除沾黏的手術並不是很容易，因為沾黏本身比正常組織來得粗糙，也太多纖維化，所以解除沾黏常常會傷到旁邊的正常組織，造成更多傷口而產生新的沾黏。因此手術要非常小心，解除後的傷口也要使用防沾黏產品好好的隔離保護，以免產生更麻煩的沾黏組織。

沾黏手術可以解決先前沾黏所造成的不適症狀，在必要的情況下仍然是有價值的治療。

Part 4
子宮內膜異位症如何診斷？

　　許多女生，不管已婚未婚，只要有痛經，都會很擔心自己是不是內膜異位，更擔心子宮內膜異位會造成不孕，且手術後「一定」會復發！

　　G小姐：從小就有痛經，現在要結婚了，擔心是否有內膜異位症，不知道能不能順利懷孕，所以來諮詢。

　　醫師：先澄清，內膜異位不一定會導致不孕，內膜異位有輕中重型，輕型內膜異位不太會不孕，不過要小心生成巧克力囊腫或肌腺瘤，所以追蹤檢查一定不可少；內膜異位好好治療的話，復發率很低，幾乎只有10%，絕對不是網路謠言說的「一定」復發。

內膜異位的徵兆與診察方法

- 從小開始有明顯的痛經，且超過20歲還會痛。
- 月經來潮時常會腹瀉。
- 婚後不孕。
- 抽血發現CA-125超過30。
- 內診發現子宮後傾，子宮後穹窿有疼痛碰觸點或沾黏。
- 超音波發現卵巢囊腫，或子宮異常擴大、子宮內膜位置偏離中線。
- 最終診斷還是需要腹腔鏡進入直接觀察或切片證實。

　　1.痛經：85%的女生都有痛經，它是子宮在成熟過程中的收縮訓練。痛經程度因人而異，大多數在20歲之後就會減緩或消失。如果痛經持續甚至加重的話，需要考慮是否發生內膜異位或腺瘤的情形，當然所

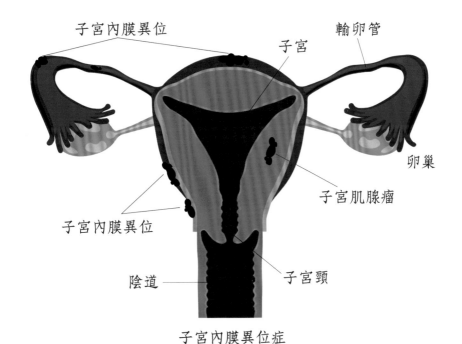

子宮內膜異位

子宮

輸卵管

卵巢

子宮肌腺瘤

子宮內膜異位

陰道

子宮頸

子宮內膜異位症

謂原發性痛經也很多，所以不用太過擔心。

2.腹瀉：月經排除子宮內膜的時候，組織分泌平滑肌收縮素，除了使子宮收縮外，腸道的平滑肌也會收縮，所以月經伴隨軟便、腹瀉、脹氣、噁心或嘔吐的情形時有所見；內膜細胞如果沾黏於大腸表面，收縮效應會更為明顯，所以成年後如果有此現象，還是就醫檢查為宜。

3.不孕：內膜異位症不一定都有此症狀，有的內膜異位組織並沒有影響到疼痛神經，所以患者沒有痛感，直到婚後好一陣子都沒懷孕，檢查才發現是內膜異位造成。在所有不孕症的案例中，內膜異位導致的比例高達四分之一。

4.腫瘤指數CA-125：常被誤解為卵巢癌指數的CA-125，其實最常被

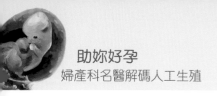
用在內膜異位症上，它是用來檢測疾病嚴重度的良好指標。CA-125正常值在35上下，如果檢測正常不表示沒有病，只是病情沒那麼嚴重；稍微提高到50以下的話，表示骨盆腔有沾黏或發炎情況；50～100之間顯示沾黏情況較嚴重，或伴隨有子宮肌腺瘤；100以上大多數有肌腺瘤情況，或者卵巢瘤嚴重；至於超過200甚或1000以上，就需要嚴肅看待了。

　　5.內診：子宮內膜異位的內膜組織大多沉積在子宮後側的骨盆腔，因為發炎作用使得子宮後壁跟大腸之間沾黏，所以經由陰道內診會發現子宮位置相比一般人的前傾子宮較為後傾，有些微沾黏現象，經腹部超音波也可看到子宮是往後躺著的。

　　6.超音波：超音波下的子宮如果擴大，腫瘤位置不清，但本來位於子宮壁中央的內膜被推離中線，加上有嚴重痛經與CA-125指數升高，需考慮子宮肌腺瘤的可能性；子宮雙側的卵巢位置也可以檢視是否有囊腫現象，排卵前的囊腫超過2公分，也需考慮巧克力囊腫的存在。

　　7.腹腔鏡：最終診斷還是需要腹腔鏡進入直接觀察或切片證實，可直接觀測骨盆腔中所存在的內膜異位病灶、沾黏、是否真為內膜異位囊腫、子宮是肌瘤還是肌腺瘤等，只有這樣才能證實之前的判斷，且可以一併治療，並設立後續處置。

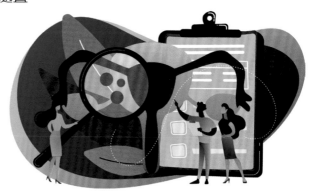

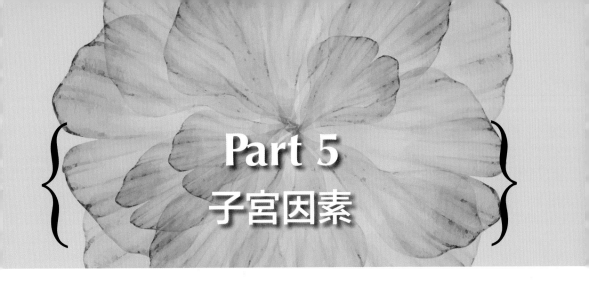

Part 5
子宮因素

　　H小姐因為子宮肌瘤而來諮詢。

　　H小姐有一顆5公分的子宮肌瘤已經有4、5年了，因為沒有症狀，月經不痛、也不多，所有的醫師都認為不需要手術。但她嘗試懷孕已經1年多還無法成功，不知道需不需要切除？

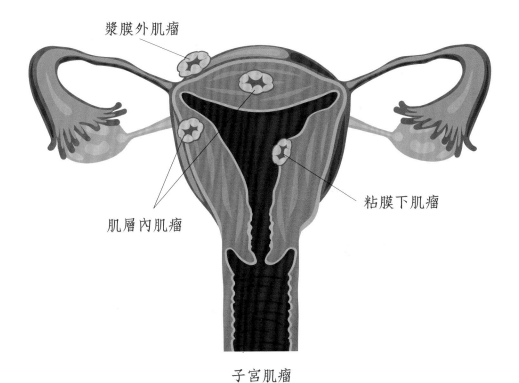

漿膜外肌瘤

肌層內肌瘤

粘膜下肌瘤

子宮肌瘤

1.子宮疾病會影響懷孕嗎？

當然有可能，只是程度不同。子宮內疾病大多數不會影響胚胎形成，但如果太靠近著床點的疾病，就可能導致著床失敗、流產、早產等問題。

子宮肌瘤

1.位置與大小有關係：子宮外肌瘤幾乎不影響懷孕，除非太大；子宮肌層內肌瘤稍微會有影響，但要看是否靠近內膜，以及大小是否為3公分以上，或多發性肌瘤，這些就可能影響著床或導致流產；子宮內膜下肌瘤會遮蔽著床位置，最好是以子宮鏡切除，可以增加成功率。

2.肌瘤患者懷孕要很注意安胎，必要時需要給予藥物，甚至住院施打安胎針。

3.子宮肌瘤切除，大多數可增加懷孕成功機率，但仍要注意術後防沾黏，以及好好地休息3～6個月後才能繼續懷孕。

4.肌瘤切除後的傷口復原很難評估穩定度，所以生產方式大多建議剖腹產以策安全。

子宮肌腺瘤是最難治療的疾病

1.肌腺瘤又稱腺肌瘤，泛指子宮內膜細胞侵入子宮肌層產生的混合子宮肌肉與內膜細胞的團塊，這團塊會導致月經來的時候子宮非常劇烈的收縮，所以會非常疼痛，而這團塊又大多接連在子宮內膜上，使受影響的內膜功能喪失而無法受孕。

2.肌腺瘤開始是侵犯部分的子宮，如不予以控制，這些病灶會延伸到子宮的其他部位，終有一天會侵犯整個子宮，而稱為肌腺症或腺肌

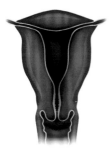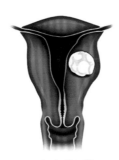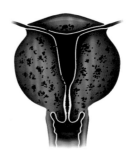

正常子宮　　　　　　　子宮肌瘤　　　　　　　子宮肌腺瘤

症，這時整個子宮硬化，幾乎沒有修復的可能。

　　3.肌腺瘤幾乎是無可切除的組織，因為它是瀰漫性的成長，沒有邊界，只能用藥物控制，趁它範圍還沒擴大時快速懷孕是上策。

　　4.肌腺瘤如果侷限在某個角落而又造成困擾的話，可以先用腹腔鏡做部分切除，事後停經半年，然後積極懷孕。肌腺瘤手術後復發很快，所以想懷孕就要跟腺瘤賽跑，最好在腺瘤尚未復發之前懷孕成功。

　　5.未婚狀況發現腺瘤一定要好好控制，不要讓它成長到會破壞子宮功能的地步。

子宮內膜瘜肉

　　跟肌瘤一樣，如果不容易懷孕又有瘜肉，子宮鏡切除是很簡單的手術，且很有效。

子宮中隔

　　大多數不影響懷孕，但因中隔本身沒有血液循環，所以胚胎成長空間會縮減，而有流產或早產的可能性，若真的影響懷孕，也需要做子宮鏡切除中隔。

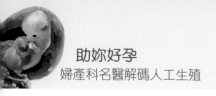
子宮內膜沾黏

1.流產手術沾黏、子宮內膜炎、子宮手術後沾黏、子宮內膜疤痕等，都是很難治療的不孕症疾病。

2.子宮內膜好比子宮的皮膚，薄薄的皮膚受傷長疤痕，縱使切除都不能恢復完全的內膜細胞功能，醫師治療時唯有盡其所能去除受傷表面，術後使用雌激素讓內膜成長，並避免再沾黏，希望恢復些許內膜功能以助患者懷孕成功。

子宮內膜厚度不足

除了疤痕組織外，也有內膜幹細胞不足導致厚度無法增加的情況，這時使用大量雌激素可幫助改善內膜，也可在內膜內施打血小板萃取液（俗稱PRP），增加內膜修復的能力

H小姐經評估肌瘤雖5公分，但位置偏離子宮內腔，選擇不手術，但加強排卵並行人工受孕後就正常懷孕了，懷孕後遵醫囑注意安胎事項，日後成功自然生產一個健康的寶寶，皆大歡喜！

肌瘤

2.子宮內疾病如何診斷？

超音波檢查

1.肌瘤：超過1公分的肌瘤都可以從超音波看到，重要的是觀察肌瘤與內膜的相關位置。

2.肌腺瘤：特徵是子宮內膜影像會偏出子宮中線，在肥厚的一側隱約會看到腺瘤的邊緣，可以從分布的範圍與CA-125的濃度評估影響的程度。

3.子宮內膜：厚度平常在5mm～12mm，低於此厚度顯示荷爾蒙不足，或有內膜沾黏的可能；高於此厚度可能是月經前變化，如果月經後厚度還在，要懷疑有子宮內膜增生或有瘜肉的狀態。

子宮輸卵管攝影

子宮內腔形狀如有缺陷，需考慮沾黏、或有肌瘤、或瘜肉的可能性。

子宮鏡檢查

1.子宮鏡是經由子宮頸口放入細長內視鏡，直接觀測子宮內腔型態，所有沾黏、疤痕、瘜肉、肌瘤、中隔等，都可以完全看到。

2.診斷性子宮鏡不需要麻醉，或只需要在子宮頸施打局部麻醉藥就可以進行。所以跟內診一樣的準備，看完直接診斷，術後即可回復正常生活。

3.如發現異常而需要進一步治療的話，便須安排麻醉下進行手術型子宮鏡，一樣沒有傷口，手術後稍許休息即可。

4.子宮鏡可以跟腹腔鏡同時進行，子宮內外一起檢查，更能夠了解子宮的健康度。

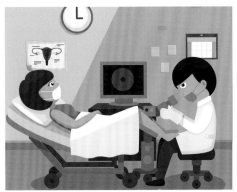

Part 6
習慣性（重複性）流產或著床失敗

I小姐：我自然懷孕了三次，三次都只看到胚囊，沒看到心跳，後來就流產了！我雖然能懷孕，但都保不住，這讓我非常困擾。我到底出了什麼問題？

醫師：懷孕了又失敗是很令人難過的事，對於連續兩次不知原因的流產醫界大多以習慣性流產來對待。但流產的原因可推測出很多方向，大多數都沒有確切的檢查方法，所以目前多是以經驗療法來取代一定要檢查出原因的處理。

I小姐：那還真令人沮喪，看來也只好試著選擇各種方式來治療了。

習慣性流產的可能原因

可檢驗之原因（少數）

1.子宮中隔或內膜疾病導致胚胎著床異常。

2.母親血液含對胎盤排斥的抗體，導致胎盤細血管產生血栓而壞死。

3.夫或妻之一染色體平衡轉位導致生殖細胞染色體異常，佔5%。

4.子宮頸閉鎖不全，導致懷孕3～4個月無痛性流產。

無可檢驗之原因（多數）

1.排卵過程不夠完整，導致整個內膜與胚胎不對稱而發育不好。

2.夫妻之生殖細胞老化，產生DNA或染色體異常的胚胎。

　　1.習慣性（或稱重複性）流產的原因很難找到，大多數是從子宮鏡著手檢查子宮內腔；檢查太太血液是否含較高的甲狀腺抗體、抗磷脂質抗體、以及體內是否有較高的凝血產物。

　　2.很少的狀況是夫妻之一會有染色體平衡轉位的情形，這種情況不常見，卻很容易檢查，就是夫妻抽血驗染色體，若有就可行著床前胚胎切片來避開異常胚胎。

　　3.子宮頸閉鎖不全只能在懷孕3～4個月時檢查子宮頸是否縮短，或子宮是否有無意識的子宮收縮，必要時進行子宮頸環紮術及安胎。

　　4.其他不明原因的流產可能需要一點毅力與耐心，或者進行著床前胚胎切片來篩檢出好的胚胎，才能較為有效地改善。

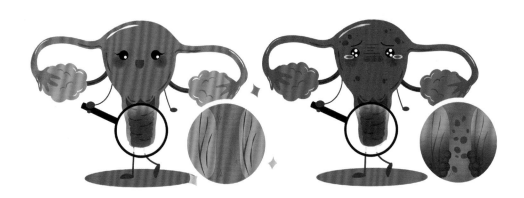

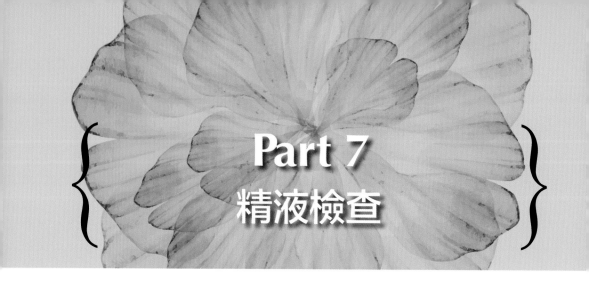

Part 7
精液檢查

不孕夫妻中，男性異常的機率占四分之一強。所以男生的檢查是很重要的，一定要在太太開始治療之前就得到結果，以免太太治療半天才發現先生問題巨大。

男生的檢查很簡單，就是檢查精液。

許多先生在婚後孕前檢查都會有精液報告，有的很久以前，有的稍有問題，大致來說，三年內的正常精液不大會改變，而稍有問題的精液就需要複檢，以免做出偏差的治療計畫。

精液檢查注意事項

1.一般狀況，先生可隨時取精接受檢查，因為如果正常就是真的正常；如果不正常就遵守規則再驗一次。反正取精是很簡單的事情，需要跑兩次的機率只有四分之一。

2.一般規則，先生需要禁慾3～5天，如此精液容量最多，精蟲活性也最好。如果禁慾太久，可能使精蟲活動力較差，因為儲存於輸精管中的精蟲，可能有潛在的活化機制而導致活動力較差；如剛剛射過精，就可能因濃度較差而導致異常結果。

3.取精的方式最好是手淫，除非有特別因素可以用不含殺精劑的保險套。

4.取出之精液會自行凝結（這樣比較不會從陰道中倒流），過1小時左右會溶解，這時是活動力最佳的時候。如果無法在檢查單位取精，可

以在他處取得後，1小時內送回檢驗室。

　　5.取精的容器不大，需要小心不要遺漏。第一射的精蟲濃度最佳，如果漏掉第一射，計算可就不準了。

精液檢查正常值（或最低自然懷孕需求值，WHO 2010）

精液量：>1.5mL/cc

濃度：>1500萬/cc（15M/mL）

精蟲總數（濃度**X**量）：>3900萬（39M）

高活動比例：>28%

活精蟲比例：>59%

染色完全正常型態比例：>3%

（以上數值為經3～5天禁慾，且經由非保險套手淫方式取得之精液檢測）

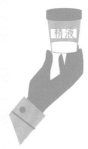

正常精子

正常
精子運動

正常
精子形狀和外觀

正常
精子濃度

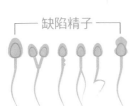

缺陷精子

不正常
不活動或異常
蠕動的精子

不正常
畸形的頭，
尾巴未成熟的精子

不正常
精子數不超過
1500萬/cc

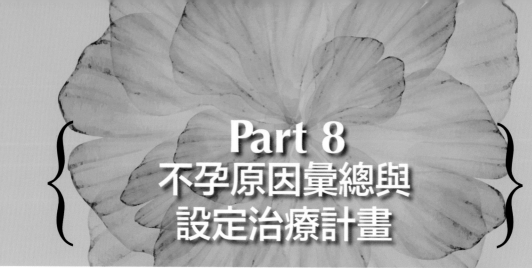

Part 8
不孕原因彙總與
設定治療計畫

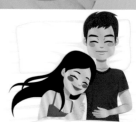

夫妻不孕原因速查表

女性因素	□排卵異常	□無月經
		□無排卵性月經
		□多囊性卵巢症
		□泌乳素過高
		□品質不良性排卵
		□卵巢手術
		□卵巢衰竭
		□無原因性卵子存量降低
		□其他
	□輸卵管阻塞	□輸卵管發炎阻塞
		□輸卵管水腫
		□輸卵管沾黏
		□輸卵管切除
		□其他
	□骨盆腔沾黏	□子宮內膜異位
		□子宮卵巢手術
		□骨盆腔發炎
		□其他

| 女性因素 | □子宮因素 | □流產手術沾黏
□子宮內膜炎
□子宮手術沾黏
□子宮中隔
□子宮內膜疤痕
□子宮內膜厚度缺失
□其他 |
| | □子宮內膜異位症 | □內膜異位沾黏
□卵巢異位囊腫
□子宮肌腺瘤
□其他 |

| 男性因素 | □性生活障礙
□精蟲濃度不足
□活動力不足
□精蟲抗體
□無精症
□其他 |

| 各種抗體異常 | □抗甲狀腺抗體
□抗磷酸脂質抗體
□抗凝血系統
□其他 |

| 不明原因 | □無明顯異常的不孕
□重複性植入失敗
□重複性流產
□其他 |

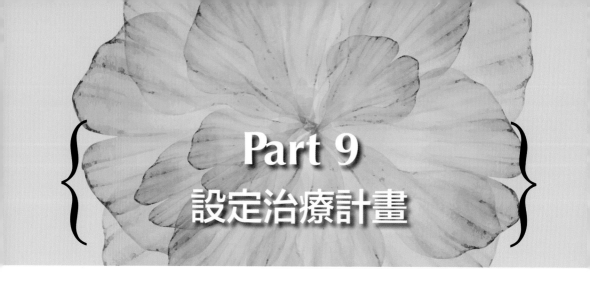

Part 9
設定治療計畫

1.生活自療法

1.解除工作及情緒的壓力。

2.控制良好體重,勿過度肥胖及太瘦。

3.晚婚婦女不要避孕太久,因35歲以後懷孕機會將顯著下降。

2.排卵促進法

1.可增加每週期排卵數目,促使可茲使用的卵子數目增加,以增加懷孕機率。

2.口服排卵藥。

3.注射型排卵藥。

3.人工授精

增加排卵數目之後,將精蟲輸送到接近授精最近的部位。

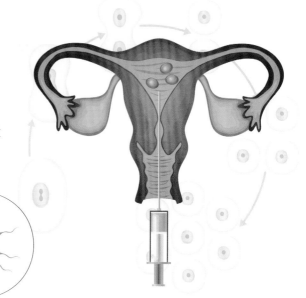

4.人工生殖助孕術

1.試管嬰兒。
2.顯微注射。
3.凍卵。

4.凍胚。
5.胚胎基因檢測。
6.捐贈精卵療程。

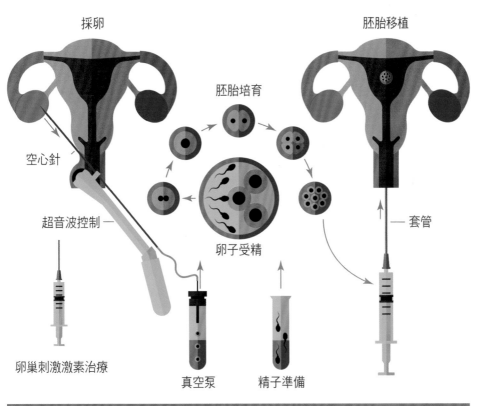

採卵

胚胎移植

胚胎培育

空心針

超音波控制

卵子受精

套管

卵巢刺激激素治療

真空泵

精子準備

體外受精

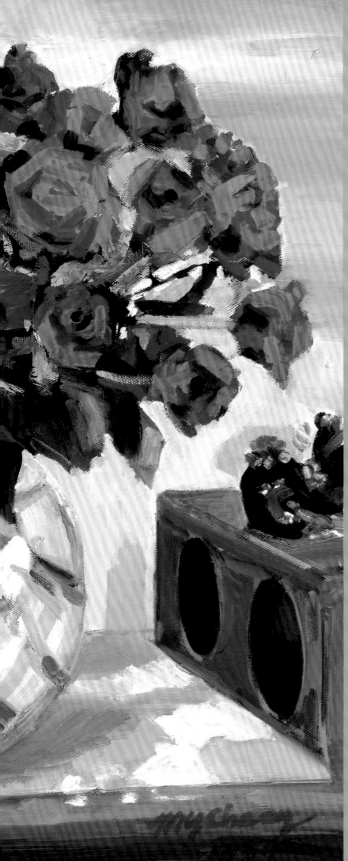

不孕的治療方針

張明揚
2009 紅色玫瑰花
10F 油彩畫布

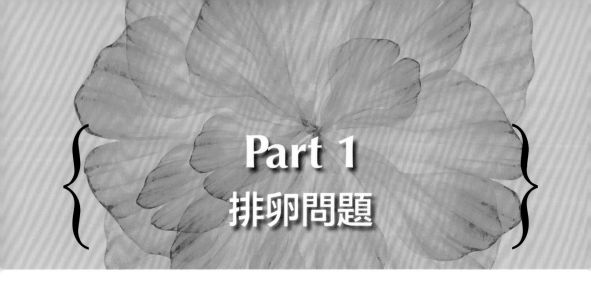

Part 1
排卵問題

不孕，若為病理性，以現在的醫療技術，多數是可以解決的；但想要受孕，有很多關鍵是自己可以控制的，或是調整生活方式，或是改變飲食習慣，或是藉運動增強體質，把自己體內的小宇宙布置好了，寶寶才有機會來報到！

J小姐：很久以前有量過基礎體溫，體溫都亂七八糟，高溫只有5～6天，就不想量了，如果需要的話，我回家再量。

醫師：不用量了，以前的記錄也可做參考，因為妳的週期並不穩定，加上高溫期太低又太短，代表妳的排卵穩定性很差，這是所有不孕問題中最常見的狀況。

J小姐：那該怎麼調養才會穩定呢？

醫師：排卵異常最常見的有幾種，最簡單的問題是泌乳素過高，最難的問題是多囊性卵巢症與卵巢存量不足症，最詭異的就是腦內荷爾蒙週期不穩定。理論上應該要把所有疾病的原因找出來再對症下藥，但其實很多疾病是先天帶來，有的甚至是沒有原因的。一旦知道致病因素，便可以由根源治療，很快就能改善；若無法查明原因或是因先天導致，最直接的治療就是排卵藥物了。

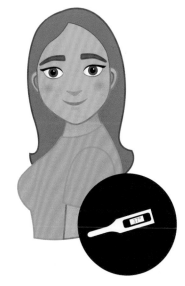

排卵異常

1. 有原因可查的排卵異常
   - 泌乳激素增高
   - 甲狀腺功能低下
   - 多囊性卵巢症
   - 卵巢手術後、卵巢衰竭、
     無原因性卵子存量降低等
2. 原因不明確的排卵異常
   - 品質不良性排卵
   - 不規則月經差異達5天以上
   - 環境與心理因素導致週期紊亂

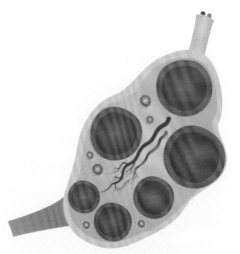

多囊性卵巢症

1.精準療法

1.泌乳激素增加：先確認是否服用鎮靜劑、安眠藥、或抗憂鬱藥物，這些藥物無法停止的話也不能勉強，就直接用排卵藥物來加強排卵。再確認沒有腦下垂體腺瘤壓迫到視神經的危險狀態，其他都可以開始服用降泌乳激素藥物來治療。治療以後多數都可以恢復排卵狀態而自然受孕。

2.甲狀腺功能異常：甲狀腺亢進不太會影響排卵功能，但亢進太過若懷孕的話會嚴重影響身體機能，所以一定要先給新陳代謝科醫師調整到可安全懷孕後才來試孕；若是甲狀腺低下的情形，甲狀腺素不夠或促甲狀腺素（TSH）超過2.5，排卵會受到壓抑，一部份原因在TSH造成隱性泌乳激素上升與性腺刺激素分泌異常。所以，若甲狀腺分泌不足，排

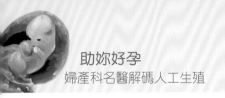
卵品質會受到影響，有時需要補充低量甲狀
腺素來改善。

　　3.多囊性卵巢症：卵巢中有太多的
儲備卵泡並不一定是好事，太多的卵
泡分泌出太多的低劑量雌激素與男性
素，結果反饋到腦下垂體，使得需要
用來刺激排卵的FSH太少，而產生不了
一個正常的卵泡。所以多囊性卵巢症嚴重
的狀況下會造成不排卵，甚至不來月經或月經
亂來。而月經不來，荷爾蒙又分泌過多，也會導致血脂肪過高、血糖增
高、體重增加等副作用，而體重增加又會造成腦垂體不分泌、不能排卵
的惡性循環。

　　要改善多囊性卵巢不排卵的現象，就是使用排卵藥，強迫腦垂體分
泌更多的性腺刺激素，至少使一兩顆卵泡得以成長直到排卵，使能受
孕。如果不想使用藥物，最好的方法就是減重。讓體重減輕3%左右可
以讓身體累積的性腺激素減少，因而切斷惡性循環，並能自發性排卵與
月經來潮。

　　4.卵子存量降低：基本上卵存量中等降低並不會導致月經不規則，
因為卵巢還是會每個月穩定的排出1顆卵子，所以還是有自然懷孕的機
會，也不需要用到排卵藥物。手術或化療藥物造成的卵存量減少，是很
久以來年輕女性的痛，年輕女性不明原因的低卵存量常會帶來恐慌，這
時候即時凍卵可保全一些卵子，以備將來不時之需。

　　無法避免卵存量降低只有早日因應，例如凍卵，當然，早日懷孕生
子是更佳選項。

2.生活療法

J小姐：我能不能不用藥物來改善自己的排卵狀況？

醫師：可以的。

女性的生理週期是很精緻的荷爾蒙變化，這變化牽涉著腦部循環與卵巢環境。一般女性可以很自然地進行腦部與卵巢之間的交流，而有週期性的排卵與月經。

排卵異常的狀況可以發生在遺傳體質，也就是某些體質造成月經不正常、不規則、與無月經情形。遺傳體質很難修改，只能做到不加重不排卵的狀態，這跟後天體質的保養方式類似。

調整身心，加強排卵

1. 改善生活型態
2. 充足睡眠
3. 和緩運動
4. 改善夫妻情感
5. 改善體型與調整BMI值
6. 補充維生素B、C、D_3、E等
7. 各種食物的選擇

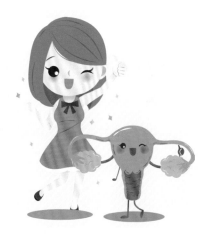

後天發生的排卵異常，包括由疾病造成與因環境因素導致。

1.生理因素造成的排卵異常：性腺之外的荷爾蒙包括體脂肪、腎上腺素等，嚴重時會讓排卵紊亂，最明顯的案例就是肥胖。肥胖造成多囊性體質，也讓荷爾蒙堆積在脂肪層內，所以減重到BMI 20～24左右排卵可獲得很大的改善；男性亦然，男生精蟲數量、活力跟肥胖大有相關。

但太瘦反而會造成荷爾蒙容易流失，而變成低下症，這也會讓卵巢存量下降。此外，失眠、疲勞、長期久坐、甚至太嚴格的吃素等，都是常見排卵異常的原因。

2.心理因素造成的排卵異常：人在生理或心理壓力狀態下，譬如說吵架、工作不順利、考試、新婚、戰爭、或種種讓心情不佳的心理環境，都會發生月經暫時不來或亂經的情形。學習如何打理生活，如何面對壓力，可以稍稍改善生理的平衡；更有許多案例是適時出國休長假，途中或回程後就自然受孕。

3.環境因素也會影響：最常見的就是所謂的環境荷爾蒙，如不純的調味料、不明來源的食物、抽菸、酗酒等，都會影響荷爾蒙留存體內的時間，長期服用補品、不明中藥、滴雞精、過度使用網路介紹的補藥等，在開始進行人工生殖療程之前都建議停用，讓身體回復正常值。

表：助孕計畫（養精養卵）

因素	女性／卵巢	男性／睪丸	因應
體重（BMI）	18～22	20～24	訂定減肥計畫
睡眠	每天提早1小時上床	每天提早1小時上床	休息就是修復
運動	下腹部保溫運動：SPA、有氧、足部運動	流汗運動：游泳、快走、慢跑，避免泡澡	女性下身保暖，男性上身加強
營養補充	DHEA及維生素B、C、D_3、E	DHEA及維生素B、C、D_3、E	
食物補充	雌激素、黃體素：豆類、山藥、堅果、蛋黃、海鮮、雞湯	蛋白質、核酸：紅肉、豆類、山藥、蛋黃、貝殼海鮮	注意體重，平衡補充
避免	減少菸、酒、濃茶	減少菸、酒、濃茶	平衡身心

3.積極性的促進排卵

J小姐：這些方法都太慢了！我想積極一點來加強排卵，吃排卵藥還是打排卵針比較好？

醫師：口服排卵藥屬於和緩的提升腦下垂體分泌刺激素，每個月大概會有2、3顆卵泡排出，懷孕率自然會比自然排卵來得高，也會改善本來排卵不好的體質。若沒有時間壓力，可先試用口服藥物；注射型排卵藥就比較強效，一般人可以產生6、7顆卵泡，大多是使用在困難排卵體質或是需要人工受孕的情況。

4.口服排卵藥

口服排卵藥種類

1.Clomiphene（Clomid）
2.Letrozol
3.Tamoxifene

最簡單開始的促進排卵藥物是口服的，效果和緩，副作用少，一般醫師都可以開立。使用的方法是月經真正來潮的第3～5天開始，每天服用1次（1～3粒），使用5天後停藥，之後的5天內就是排卵的時間，可以在這段時間內自然同房。

口服排卵藥是利用壓抑體內雌激素濃度來刺激腦下垂體分泌較高量的卵泡（濾泡）刺激素，進而刺激較多預備卵泡來達成改善排卵的效果，一般會產生約2～3顆卵泡，增加懷孕機率。

排卵藥因為取得容易，常會被過度使用，長期使用可能產生卵巢囊

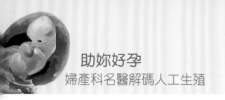
腫，且排卵藥會跟體內雌激素抗爭，而有子宮頸黏液產生減少及子宮內膜厚度變薄的副作用，所以政府明訂不能使用超過6次。

　　口服藥可稍微改善排卵功能，自然會有一定的懷孕效果，有人也會因為產生較多卵泡而發生多胞胎，機率雖不高，但還是需要小心使用與追蹤。

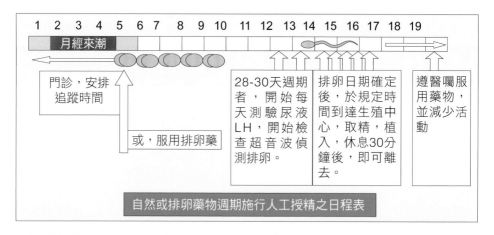

自然或排卵藥物週期施行人工授精之日程表

5.注射型排卵針

各種排卵針成分

1. 濾泡（卵泡）刺激素FSH
2. 黃體形成激素LH、HCG
3. 破卵針（絨毛膜促性腺激素HCG或性腺刺激素分泌荷爾蒙GNRHa）
4. 性腺刺激素分泌荷爾蒙抑制劑（簡稱拮抗劑）

　　排卵針是直接使用卵泡（濾泡）刺激素注射，藥物可直達卵巢的預備卵泡（AF），幾乎所有的AF都可受到刺激素作用而開始成長。

　　女性每個月所排出的AF是依照卵巢
存量而定，所以平時每個月週期來的
時候，會有5～10顆的AF等著受刺
激成長，但每個人腦下垂體所分泌
的FSH卻只夠1顆卵泡成長到排卵
階段，其他的卵泡都將自行萎縮消
失。

　　口服排卵藥的刺激作用只能夠刺激
腦垂體分泌約兩倍的FSH，所以產生的主
要卵泡就大約只有2～3個。排卵針則是直接跳
過腦垂體由外界給予FSH，所以注射的FSH愈多，所得到的可用主要卵
泡就愈多，如此就可達到多數排卵，增加可受精的卵子數目，進而增加
懷孕率。使用在人工生殖上，卵子的數目愈多，可供懷孕的胚胎數目就
會增加，甚至可供應好幾次受孕的機會。

　　但排卵針所催生的卵泡數目並非無限制，而是依據卵巢內預備卵泡
的數目而定。AMH較高的女生，AF較多，施打較多FSH就可得到多達
10顆以上的成熟卵子；反之，AMH較低的女性，AF就少，這時不管施
打多少的FSH，還是沒辦法得到夠多的卵子。

　　醫師在使用排卵針時，會依據病患的年齡、體重、AMH數值、AF
的數目以及先前用藥的經驗等各種資料，來判斷該給多少劑量的FSH與
LH，同時在刺激排卵期間，還需要觀測卵泡的成長、數目，與雌激素、
黃體素等反應來增減施打藥物，這就是為什麼當進入排卵針週期，就需
要不斷的追蹤、檢查、討論等措施來得到完美的卵泡與卵子，從而增加
患者的懷孕機率。

Part 2
輸卵管異常該如何處理？

　　K小姐去年的輸卵管攝影結果是單側阻塞，但忘記是哪一側，又阻塞的狀況是如何？先前醫師說還是可以嘗試自然懷孕，一年過了，還是不成功，該手術還是乾脆人工生殖？可以人工授精嗎？

輸卵管異常有哪幾種？

- 雙側完全沒顯影
- 水腫且完全不通
- 一側沒顯影
- 通暢但外圍沾黏
- 水腫但有部分疏通
- 子宮內腔異常

1.雙側完全沒顯影

　　這有兩種可能：
- 攝影時子宮劇烈收縮而造成不通的假象。
- 輸卵管子宮入口發炎縮窄而阻塞。

　　攝影時因子宮收縮過度，把子宮輸卵管入口壓縮，使得顯影劑無法進入。如有疑慮或想進一步治療其他骨盆腔疾病時，可在麻醉後做腹腔鏡行輸卵管疏通檢查。子宮在麻醉狀態下會比較鬆弛，因而有疏通的機率。

　　如不願進一步做腹腔鏡檢查或治療，可直接安排試管嬰兒治療，或另外尋找時間再做一次攝影。

　　如考慮輸卵管接通手術，子宮輸卵管接口的手術比較困難，成功率

大約只有三成，而且若自然懷孕，也需要確認是否
造成子宮外孕的狀況。

2.一側沒顯影

　　因為一側是通暢的，所以可繼續進行
自然懷孕的所有動作。若是跟K小姐
一樣經過1年的黃金期還無法自然
懷孕，可以做腹腔鏡治療或直接人
工受孕。

　　腹腔鏡治療的接通率跟上例一樣約
三成，但因為另外一側是通的，腹腔鏡可進一步改善骨盆腔狀態，所以
自然懷孕機率可達五成，黃金受孕期也是1年。

　　如K小姐接受人工授精，因為單側輸卵管不通的狀態會影響通暢一
側的功能，所以成功率大約只有15%，若是考慮做試管嬰兒，則完全不
受輸卵管異常的影響，成功率跟一般人一樣。

3.水腫但有部分疏通

　　輸卵管水腫是很令人難過的狀態，它顯示的是輸卵管發炎導致輸卵
管對應卵巢端的繖部沾黏，這個沾黏會使輸卵管分泌的體液無法排入骨
盆腔，而堆積在輸卵管內側。因為輸卵管發炎的液體對胚胎的成長具有
毒害，所以明顯的輸卵管水腫會導致子宮內膜變得較不易著床。

　　文獻顯示，輸卵管水腫若是經由手術切除整條輸卵管，試管嬰兒懷
孕率可增加約5～10%。所以目前有許多文獻都建議水腫一定要治療，
且最好是切除。

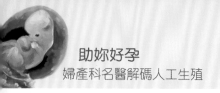
這對K小姐顯然是個難題。

K小姐：難道不能手術修復嗎？我真的很想自然懷孕。

醫師：水腫修復有條件，水腫如使得卵管內膜損傷，修復的效用幾乎是反效果，不但無助自然受孕，還會降低試管成效，並會增加手術後沾黏的嚴重程度。反之，如果水腫影響卵管為輕度的話，修復後的自然懷孕率可以達到五成，但懷孕後一定要注意會否子宮外孕。

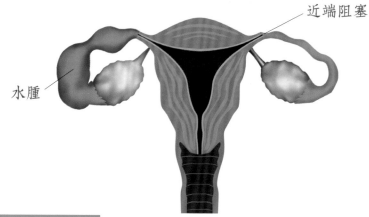

4.水腫且完全不通

原則跟「3.水腫但有部分疏通」相同。

5.通暢但外圍沾黏

輸卵管沾黏只能從腹腔鏡直接檢視才看得到，許多不明原因的不孕症，追蹤到最後的原因都是輸卵管功能不佳。

受益於人工生殖的成功率日益改善，許多女性可不必接受腹腔鏡手術，但諸如男女未婚狀態、經濟狀態不佳而不能做人工生殖，腹腔鏡是最後的救贖，好好地解除沾黏，疏通卵管，自然懷孕的機率還是很高的。

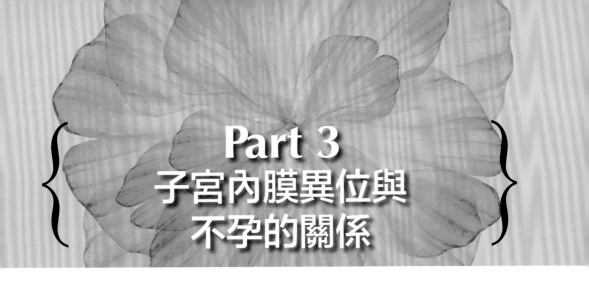

Part 3
子宮內膜異位與
不孕的關係

　　L小姐從小就有痛經，因為有一段時日無法懷孕，看A醫院說內膜異位囊腫；看B醫院說她的肌腺瘤與巧克力囊腫非常嚴重，需要馬上開刀；看C醫院又說直接做試管嬰兒就好。L小姐完全不知道該如何選擇。

　　內診顯示L小姐子宮後壁有沾黏的壓痛點，超音波卵巢沒有囊腫，之前的囊腫可能是排卵後的黃體，月經來潮後就消失了；子宮大小型態都正常，腺瘤的說法多是因應痛經的猜測；抽血CA-125只有35，屬稍高值。

　　L小姐仍有可能是內膜異位，但程度大約是中度。中度內膜異位的自然懷孕機率大約為50%，如果不容易受孕，可考慮排卵藥治療，人工授精成功率因內膜異位的影響只有15%，試管成功率則不受內膜異位影響，與一般人相似（35歲以下60%，之後則稍降）。

內膜異位會不會不孕？該如何治療？

　　子宮內膜異位是骨盆腔內的無菌性發炎反應。發炎本身會產生骨盆腔內的發炎細胞，分泌發炎激素，這些發炎反應會影響卵巢成卵系統、打亂排卵機制、抑制卵管收卵功能，甚至讓胚胎在輸卵管中的成長環境被破壞，進而使著床功能異常，所以就連輕度內膜異位症都可能降低懷孕能力。

　　再說內膜異位若長在骨盆腔底部，會使性生活的快感降低，高潮產

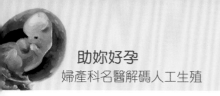
生減弱，性生活頻率減少、精蟲上溯卵管速率減低等，所以內膜異位症真的會使懷孕能力下降。

若內膜異位加重，發生沾黏，當然會使排卵能力與取卵順暢度受損；一旦產生卵巢內膜異位囊腫，還會破壞卵巢組織，減少卵巢存量，降低排卵率；更差的會侵犯子宮肌肉層，發生子宮肌腺瘤，使子宮內膜硬化、子宮血液循環受阻，更是雪上加霜了，所以內膜異位一定要好好處理。

子宮內膜異位症	自然懷孕率	藥物療法	手術療法	受孕最佳療法
輕度無沾黏	80%	無幫助	燒灼異位點	手術或人工生殖
中度及輕度沾黏	60%	無幫助	解除沾黏	手術或人工生殖
中度及單側卵巢囊腫	50%	無幫助	切除或抽除囊腫	人工生殖
重度及中度沾黏	40%	無幫助	解除沾黏	人工生殖
重度與單側卵巢囊腫	40%	無幫助	切除或抽除囊腫	人工生殖
重度與雙側卵巢囊腫	30%	無幫助	抽除囊腫	人工生殖
重度併卵管沾黏	20%	無幫助	解除沾黏	人工生殖
子宮肌腺瘤	50%	無幫助	困難偶有幫助	存胚、治療後植入
子宮肌腺（腺肌）症	<10%	無幫助	非常困難	存胚、治療後植入

1.有內膜異位症但目前不急著懷孕：必須密切注意內膜異位是否日漸加重，必要時需藥物控制或先手術治癒再追蹤，防止復發。內膜異位囊腫手術可能會破壞正常卵巢的存量，所以要小心進行，如果好好治療，內膜異位囊腫手術後的復發率約只有15%，並非網路上說的那麼高；但子宮肌腺瘤手術後的復發率幾乎是100%，術後必須用子宮內投藥系統壓抑，直到想懷孕時才能取出。

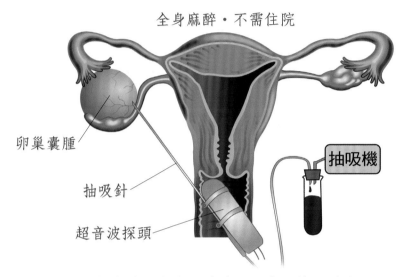

全身麻醉‧不需住院

卵巢囊腫

抽吸機

抽吸針

超音波探頭

經陰道超音波引導骨盆腔囊腫抽吸手術

2.不孕才發現內膜異位：對於輕中度的內膜異位，手術可幫忙恢復骨盆腔結構，對懷孕有幫助。手術後不要用停經藥，要趕快把握術後1年的懷孕黃金期，若發現仍無法順利懷孕，可以快速接上人工生殖，以免疾病因預備懷孕的高荷爾蒙狀態而復發。

3.不孕卻有中重型的內膜異位：巧克力囊腫手術幾乎一定會使AMH降低，所以我建議使用囊腫抽除術來保護卵巢，之後可以用任何方法來懷孕；囊腫不是很大的話，可以直接用人工生殖來加強懷孕，在取卵時一併抽除囊腫（太大的囊腫還是要先抽除）。

4.腺瘤是最難治療的疾病：小型腺瘤可考慮切除後快速自然受孕，較大或廣泛腺瘤手術則毫無幫助，必須先取卵凍胚，然後用藥物或手術讓腺瘤組織縮小，再尋適當時機植入胚胎，懷孕後要加強安胎，才有機會保住得來不易的胎兒。

Part 4
我的子宮長得不正常

M小姐：子宮內膜有個瘜肉，有醫師說要切、有的說不必，我已經嘗試1年了還沒懷孕，該不該手術切除呢？

M小姐的朋友：我也是子宮長了顆肌瘤，4公分，也是有人說要割、有人說不用。

醫師：這是個一致性問題，子宮內瘜肉如果壓到著床位置，或者子宮肌瘤扭曲了子宮內膜，或者子宮先天性中隔使子宮內腔變形，都可能讓著床能力下降。所以碰到這種狀況，以手術修正是有幫助的。

1.子宮疾病導致懷孕困難

1.子宮內瘜肉

2.子宮黏膜下肌瘤

3.子宮內沾黏、疤痕

4.子宮肌層內肌瘤造成流產或不易著床

5.子宮中隔造成重複流產

2.子宮內疾病的治療方法

1.子宮手術常會使子宮內膜腔產生疤痕組織，或形成沾黏變形。內膜疤痕會佔據正常內膜的位置，使得胚胎可著床面積減少，也會減少內膜血液循環，而降低內膜接受度。利用子宮腔手術內視鏡治療可少許改善疤痕或沾黏程度，加強著床率。

　　2.子宮內視鏡治療瘜肉與肌瘤是最簡單的方法，沒有傷口，只有少量出血，術後放置防沾黏導管或防沾黏產品，當日便可回家，並使用雌激素修復內膜傷口，就可使內膜恢復正常狀態。

　　3.子宮中隔或者雙子宮並不會阻礙懷孕，但中隔現象會減少子宮血液循環與子宮腔體積，所以較常發生懷孕後出血或早產狀況，有的人會有重複性流產或早產，這時候使用子宮內視鏡切除或削平子宮內隔膜，也可以使活產率增加。

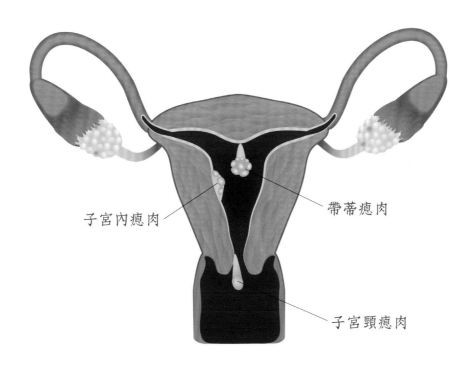

子宮內瘜肉

帶蒂瘜肉

子宮頸瘜肉

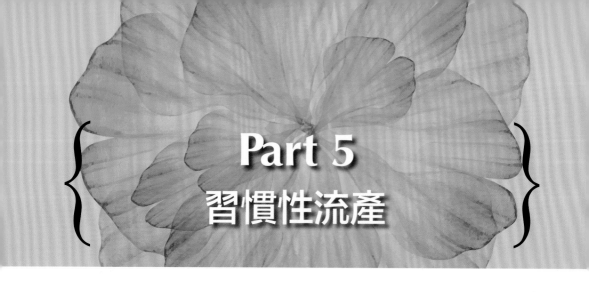

Part 5
習慣性流產

　　N小姐：我不是不能懷孕，是懷孕之後孩子發育不起來，只好拿掉；後來又懷孕了，竟然沒有心跳，吃藥流掉；實在很擔心下次又不成功，所以來檢查看看是發生了什麼問題？

　　醫師：連續性的懷孕卻不能活產達到3次以上，就定義為習慣性流產。但一般人都等不及3次的打擊，所以只要2次就可以幫她做評估。習慣性流產患者並不是不能懷孕，而是胚胎長不起來。

為什麼會發生習慣性流產？

可檢驗之原因（少數）

1.子宮中隔或內膜疾病導致胚胎著床異常。

2.夫或妻之一染色體平衡轉位導致生殖細胞染色體異常。

3.子宮頸閉鎖不全，導致懷孕3～4個月時無痛性子宮頸張開而流產。

無可檢驗之原因（多數）

1.排卵過程不夠完整，導致整個內膜與胚胎不對稱而發育不好。

2.夫妻之生殖細胞老化，產生DNA或染色體異常的胚胎。

3.母親血液含對胎盤排斥的抗體，導致胎盤細血管產生血栓而壞死。

　　1.子宮內異常而導致流產的狀況很常見，這時子宮鏡手術最能改善這些問題。子宮鏡切除瘜肉、肌瘤、中隔，既沒有傷口又很快速，是很

有效的治療方法。

　　2.染色體平衡轉位是複雜的狀態。一支染色體缺了一段，被接到另一支染色體上，個體並不會有任何異常，可是在產生生殖細胞的減數分裂時，就有四分之一細胞是少一段，四分之一多一段，四分之一少的跟多的又湊在一起，四分之一染色體完全正常。這時跟配偶所得到的胚胎就有一半會多一段或少一段，而無法留存，另一半就跟父母親一樣正常或平衡轉位。這種情況懷孕就有一半的機率會流產，目前可以用胚胎切片法檢查胚胎，然後將正常的胚胎植入，以排除流產機率。

　　3.子宮頸閉鎖不全可在懷孕12～14週之間用陰道超音波檢查子宮頸長度，還要使用安胎藥物讓子宮平緩，這樣子宮頸不會因受壓力而張開，必要時可在16週左右環紮子宮頸，以保護胎兒不致脫出。

　　4.若懷疑胎兒染色體異常或品質不良，可以體外授精方式取得胚胎，並施行胚胎切片，之後再植入正常染色體的胚胎，可增加懷孕成功率。

　　5.抗體造成的胎盤微型血栓與壞死，可以在植入的週期開始使用抗凝血製劑與降免疫藥物，來降低母體對胎兒的排斥作用。這種治療幾乎無副作用且效果很好，甚至在不明原因著床失敗的案例中被廣泛使用。

　　6.有50%的習慣性流產是找不到原因的，這是壞消息。當然也有好消息，就是人定勝天，全世界的不孕專家都在努力克服各種無法成功懷孕的方法，每年的會議都有新發展。大家加油！

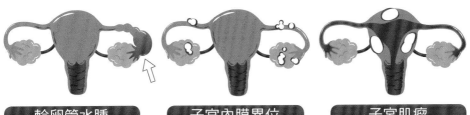

輸卵管水腫　　子宮內膜異位　　子宮肌瘤

Part 6
勿忘枕邊人──男性因素

四分之一的不孕症有男性因素。現在很多夫妻都會一起來檢查，是很好的現象，以免女生做了半天的治療，結果是男生的問題。

男性問題總結

- 性生活障礙：勃起困難、陰道緊縮、時間配合不對
- 精蟲濃度、活力不足
- 精蟲抗體
- 無精症

1.性功能障礙： 無法勃起、無法射精、無法插入（陰道痙攣），除了年齡、疲累與心理因素之外，有時跟身體的疾病有關係，適時的借助情色影片或藥物協助也有幫助，若真的無法成功，人工授精的成功率是很高的。

2.精液品質不良： 跟排卵異常有相同的原因。BMI太高或太低，都會影響男性素的製精效應；疲倦、久坐、運動不夠、熬夜等都是精蟲活力變差的原因；稍微增加紅肉、生蠔、維他命B、C、D$_3$、鋅片等營養素的攝取，大約兩個月可以改善精蟲品質。品質太差的狀況，就需要考慮人工生殖來幫助了。

3.精蟲抗體： 精蟲抗體可以從男性本身生成，許多是曾經受過傷的睪丸導致；而大多數的抗體是女性生殖道所產生，原因不明，精蟲抗體

在子宮頸發生時精蟲無法進入子宮，自然無法受孕，這種現象可從排卵前的性生活後在子宮頸黏液內取出精蟲，檢驗其活力驗證，即所謂「同房後試驗」，但因操作麻煩且準確度不高，已很少在醫學中心操作。簡便的方法是由檢驗試劑去作用於精蟲，如抗體貼於精蟲上，就可判斷其比例。太高的精蟲抗體可用人工授精克服，更進一步就是直接做試管嬰兒，取卵後行顯微強迫授精（ICSI），即可避開抗體的傷害。

　　4.無精症：分為先天性輸精管缺損症及製精細胞缺損症，另外還有因糖尿病造成的精液倒流射入膀胱症。輸精管缺損症可以抽取副睪丸的精蟲，進行顯微授精解決；製精細胞缺損則只得尋求捐贈精蟲來解決；而逆行性射精可以在射精後以導尿方式取得精蟲，行顯微授精，也是簡單的治療。

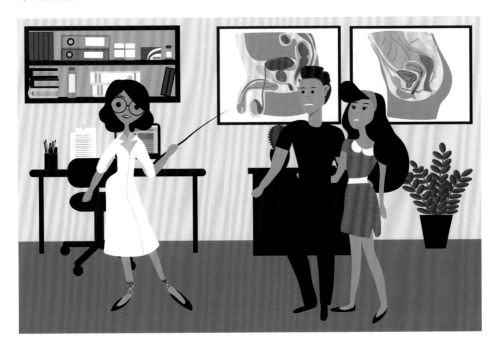

Part 7
什麼都正常為何不能受孕？

O小姐：排卵藥也吃了，輸卵管也通了，精蟲活蹦亂跳，不知道怎麼這麼久就是不能懷孕？我跟老公還沒登記結婚，能不能做人工生殖？

醫師：妳可以做腹腔鏡檢查看骨盆腔有什麼問題。

O小姐接受了腹腔鏡與子宮鏡合併檢查手術，發現輸卵管跟卵巢有沾黏現象，醫師很輕易地幫她修復所有異常，手術後隔月O小姐自然懷孕成功了！

P小姐已經40好幾，不想試這試那，AMH也愈來愈低，P小姐直接做試管，取到3顆卵子，得到2顆胚胎，植入後也懷孕了。

不明原因的不孕療法

- 排卵藥加強排卵、計算排卵日期、補充必要荷爾蒙
- 排卵針加強排卵併人工授精
- 試管嬰兒
- 腹腔鏡併子宮鏡檢查骨盆腔

1.排卵藥：看起來排卵正常，為何還要使用排卵藥？使用排卵藥可提供改善的荷爾蒙環境，增加卵子數目，準確的受孕時段，可較原來增加一倍的懷孕機率。

2.排卵針+人工授精：一樣的道理，排卵針可增加較多卵泡，增加受

孕的機率，人工授精也可以把精蟲濃縮後植入子宮深層，讓精蟲更容易碰到卵子，這樣懷孕機率當然會更增加，一般年紀的女生人工授精的成功率可達到三成左右。

3.試管嬰兒：對於想要快速達成任務、但找不到不孕原因的夫妻來說，試管嬰兒提供最佳成功率與最快懷孕速度，35歲以下女性可有50～60%的成功率，而且多餘的胚胎還可以保存，提供多次懷孕的機會。

4.腹腔鏡加子宮鏡：目前檢查不孕症的方法大多把手術部分放在最後，因為是侵入性檢查，且人工生殖又很發達，所以幾乎可以跳開。但對於未婚配偶或者暫時只考慮自然受孕方式的夫妻來說，骨盆腔內的狀況還是蠻重要的。腹腔鏡功能很大，做腹腔鏡後可以馬上預備懷孕，1年內的懷孕率可達五成左右。當然也可以在排除造成懷孕的障礙後馬上進行人工受孕，成功率更好。

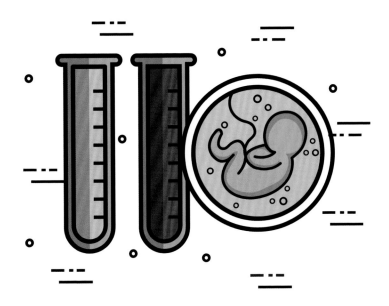

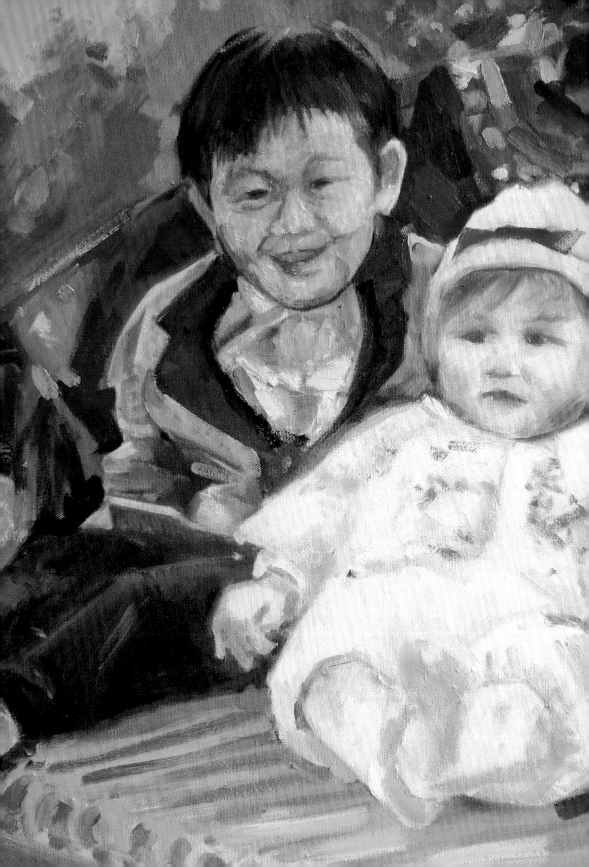

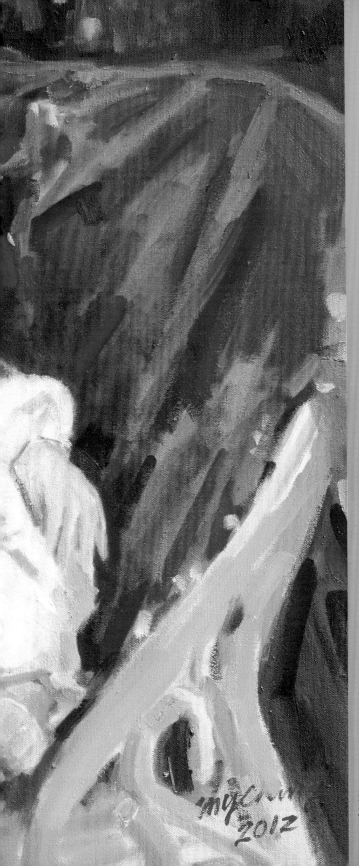

CH 5

人工輔助生殖 ART

張明揚
2012 兄妹情深
10F 油彩畫布

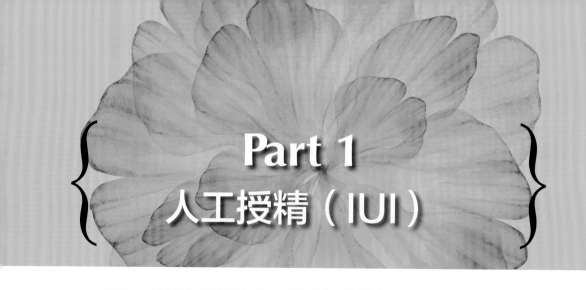

Part 1
人工授精（IUI）

　　不孕，不管檢查結果如何，甚至治療過後仍無法自然懷孕，便可以考慮經人工輔助方式來達成受孕。

　　人工受孕大致分為兩類：人工授精（IUI）與體外授精（IVF，通稱試管嬰兒）。人工授精是在太太排卵時將先生的精液取出，在實驗室處理純化之後，在內診狀態下將精蟲經由子宮頸內導管打入子宮腔，讓精蟲在靠近輸卵管的位置自行游到輸卵管內與卵子完成受精。

　　試管嬰兒技術則是將卵子經由細針抽取出體外，在實驗室中與先生的精蟲混合授精，待卵子形成受精卵後，再擇日經子宮頸導管植入子宮腔，讓受精卵著床。

　　人工授精需要健康的輸卵管與排卵機制，試管嬰兒則完全跳過這些，直接由人為調控，所以骨盆腔狀態不好的病人，試管嬰兒就完全不受影響，而可得到最高的成功率。

　　Q小姐35歲，跟老公結婚3、4年了，在各大醫療院所做了全套檢查都正常，排卵藥也吃了不下半年，還是不能成功懷孕。

　　Q小姐不想做腹腔鏡檢查，醫師告訴她可以進一步做人工授精，並表示人工授精在不明原因患者的成功率最高可到30%，且費用不到試管嬰兒的三分之一，是本益比很高的治療。

　　Q小姐：我先生正常，為什麼要做人工授精？我排卵正常，應該也不需要打排卵針吧？

　　醫師：先生正常，不表示他的精子能夠穿透妳的子宮頸黏液進入子

宮深層；精蟲正常，不表示進入的量可以中和掉子宮內膜的抗精蟲因子，所以把高濃度經過洗滌的精蟲送到輸卵管內口，可以讓精蟲更容易碰到卵子；排卵正常，不表示妳這次排的單顆卵是健康的，不健康的排卵，可能使得子宮頸黏液跟子宮內液無法達到懷孕標準，使用排卵針可以增加排出卵子的數目，讓精蟲有更多選擇，高荷爾蒙狀態下的子宮內膜與輸卵管環境更適合著床，所以成功率當然比自然受孕要高。

　　Q小姐年輕，排卵效率夠好，只使用少少的藥劑就得到5顆主要卵泡，經人工洗滌與濃縮的精蟲品質也很好，Q小姐順利懷了雙胞胎，日後驗證是龍鳳胎。

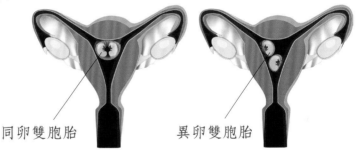

同卵雙胞胎　　　　異卵雙胞胎

誰適合做人工授精？

1. 要有結婚證書，這是國家規定的。
2. 至少要有一側輸卵管是通暢的。
3. 要排得出卵來。
4. 精蟲品質要經得起考驗，否則白做，標準為：1000萬/cc以上，活動力30%以上；品質不好也可以做，只是成功率很低。
5. 骨盆腔沾黏、內膜異位、子宮內膜不佳、年齡超過40歲，都可以做，但成功率可能只有10%左右。

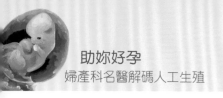
人工授精怎麼做？

1.基礎認定

月經來潮時到生殖中心報到，檢查子宮卵巢是否達到基礎狀態：內膜乾淨無瘜肉，卵巢無舊卵泡形成的囊腫。

2.排卵針

依照卵巢狀態給予不同的藥物與劑量，一般都會在月經初期施打可以得到一致大小的卵泡，給的藥劑愈高出卵數愈多，但人工授精不需要太多卵子，大概6個以內最好，這樣成功率夠高，也不太會有三胞胎以上的情形出現。所以如果基礎卵泡（AF）太多的話反而要給少量刺激素，AF太少的就要給高量刺激素，此時的用藥可說是一門藝術。

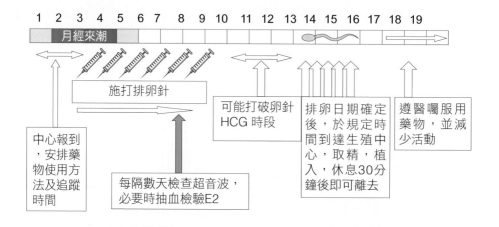

排卵針週期施行人工授精之日程表

3.緊密追蹤

　　初始劑量只是個平均值，每個人反應會有不同，所以3天後追蹤卵泡成長的狀況，反應不夠的話加針，反應過度則減針，這樣的追蹤大約每2～3天一次。卵泡初始從0.8～1.0公分開始，排卵後期大約每天會有0.2公分的成長，施打7天後可以看出大約有幾個主要卵泡（>1.4公分）生成，然後準備排卵前衝刺（破卵針）。

4.破卵

　　當大多數卵泡達到平均直徑1.65公分以上，就是卵子準備排出的象徵，此時醫師就會決定施打破卵針（HCG或GnRHa），讓卵泡在36小時後成熟並排出裡面的卵子。輸卵管也會因刺激素的作用，而收縮帶入所排出的卵子進入輸卵管內徑，等待精蟲進入。

5.取精

　　破卵針施打之後的24～36小時內，先生就必須到實驗室以手淫方式取出精液。技術師會先檢查精液成分，以培養液洗滌，並分離出健康活動力強的精蟲等待授精。若先生此時在國外或無法及時到達，可事先將精液儲存在中心內，解凍後即可使用。

6.授精

　　精液處理大約1個小時就可以進行人工授精。人工授精的方法是跟門診做抹片

一樣的姿勢，以陰道擴張器（俗稱「鴨嘴」）露出子宮頸，經大致消毒後，將已經濃縮好約1cc的精蟲濃縮液，用小型注射筒經過子宮頸開口，注射入子宮內腔深處，這樣就完成了。注射導管很細，不必使用任何器械就可深入，所以幾乎沒有任何感覺，也不會出血。

7.休息

植入精蟲後，因精蟲會附著於子宮內膜，並往輸卵管游動，一般只需稍做休息，讓子宮習慣植入的液體，即可恢復一般日常工作。在之後的7天之內，胚胎即將形成，並進入子宮著床。理論上子宮儘量不要收縮，對著床後的胚胎穩定性較有幫助，所以如果做了人工生殖治療，建議一星期內減少活動與減少下半身的動作，以幫助胚胎著床。

8.黃體素

使用排卵針劑出現多卵泡的狀況下，卵巢的黃體會比自然排卵多，也需要更多的黃體刺激素來支持產生較多的黃體素，但人體所產生的黃體刺激素並不會增加，所以在排卵後醫師會給予後續的雌激素與黃體素

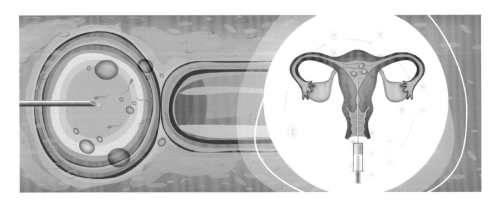

來支撐子宮內膜的成長及著床的能力，直到植入後第12～14天確認是否懷孕為止。

9.驗孕

施打破卵針之後2天會排卵，排卵後7天著床，著床後5天左右胚胎的人類絨毛刺激素（HCG）濃度就會達到可驗證水準，也就是植入精蟲約12天就可以驗孕了。

10.安胎

不孕症患者，母體通常都較容易發生子宮收縮出血的情況，也許是這種原因才導致不容易懷孕，所以懷孕後的安胎絕對不可少，千萬不要相信人們說的懷孕後什麼動作都不必忌諱，也可以自由性生活之類的說法。

不容易受孕的女性受孕後絕對要做到各種安胎動作，包括：多休息、少走動、勿跑跳、勿搬重物、暫緩性生活至少3個月、有出血一定要平躺安胎，甚至需要施打黃體素，有子宮收縮感覺一定要休息等，才能夠保護初產生的胎兒安穩地接受子宮與胎盤給予的養分，以免發生成長中止或心跳消失等可怕的後果。

人工授精的成效與未來

1.成功率

最高的成功率發生在排卵異常與不明原因的不孕族群內，因為這個族群的輸卵管功能與子宮內膜都正常，大約可達到30%的懷孕率；輸卵

管或骨盆腔若有沾黏、曾經手術過、有巧克力囊腫或子宮內膜異位的狀況，成功率會降到15%左右；先生的精蟲數少於1000萬/cc或活動力低於30%，成功率更低。

2.副作用一：多胞胎

施打排卵針會增加許多卵泡，會排出許多卵子，並產生許多黃體。所以如果反應很好的話成功率會很高，卻可能發生多胞胎，雙胞胎機率大約30%，三胞胎以上機率大約6%。三胞胎以上的懷孕不值得高興，因為孕中會有極早產、胎兒畸形、胎兒極低體重等副作用，所以都會建議減胎成雙胞胎，這樣皆大歡喜。

3.副作用二：過度刺激症候群

許多卵泡排卵後，就形成許多黃體。許多黃體除了分泌許多黃體素之外，同時分泌許多血管生成素，累積水分在骨盆腔內，這時卵巢會變得超大，塞滿腹腔，加上許多水分（最多達到3000cc以上）把肚子撐到像懷孕10個月還要大，造成呼吸困難、解尿困難、甚至血管阻塞等危及生命的情形都可能發生，即所謂過度刺激症候群（OHSS）。如果卵泡超過10個，施打破卵針後的一個星期都需要回生殖中心好好追蹤。

4.趨吉避凶

卵泡太多的情況下，為了避開多胞胎與過度刺激症候群的危險，醫師都會建議考慮更改為試管嬰兒與冰凍胚胎，也就是說，將許多的卵子抽取出來做體外授精，形成胚胎後先冰凍保存起來，本週期就不植入，以避開副作用，然後在之後的自然週期下解凍1～2顆胚胎植入，懷孕率

一樣不變，還可以有多次懷孕的機會。

5.下一步：直接轉做試管

　　萬一不成功，失敗了，該怎麼辦？也不用灰心，據統計，沒有太大問題的女性，接受3次人工授精的成功率可達到50%以上。所以我們會建議如果年紀還輕，可以考慮治療最多3次，3次都不成功可能是輸卵管功能問題、精卵受精問題、或胚胎形成問題，這時直接轉做試管可能是最好的選擇。

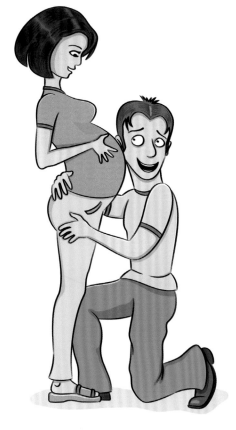

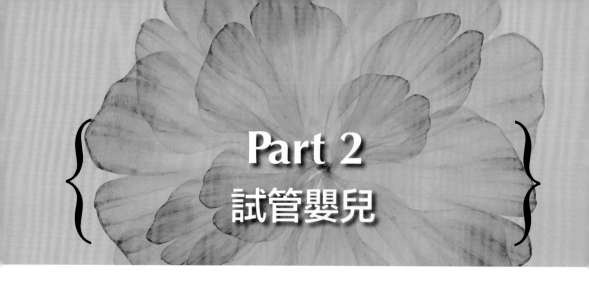

Part 2
試管嬰兒

43歲的R小姐剛結婚，因為工作延誤了婚姻，現在想快些懷孕。

R小姐：我該用什麼方法最快達到目的呢？

醫師：當然是試管嬰兒了，試管嬰兒可保證妳的卵可以跟精蟲結合，也可保證讓胚胎進入子宮。

那成功率有多少？

醫師：抱歉，試管嬰兒的成功率是以年齡來算的，所以妳的成功率大概只有10%！

R小姐：那麼低哦？不是說人工授精有30%的成功率嗎？

醫師：人工授精沒有算入年齡因素，如果妳做人工，機率大概比10%更低。因為人工還是要看排卵能力與自行受孕能力，一定比試管差。何況妳的年齡使得卵子老化機制愈來愈強，如不加速進行，只怕之後連取卵都有困難。

R小姐：那我就快速做試管好了。

做試管嬰兒該怎麼準備？

1.做好身心準備

以前的人做一件重要決定時，都會慎重地整理自己的心態與身體。試管嬰兒是不孕戰爭的最後手段，所以一定要仔仔細細地將自己武裝好，以免治療途中出現麻煩的轉折，花錢又傷心。

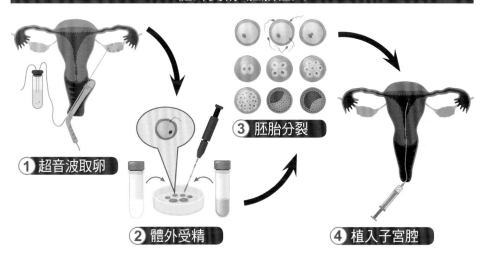

體外受精　胚胎植入

① 超音波取卵

② 體外受精

③ 胚胎分裂

④ 植入子宮腔

誰適合做試管嬰兒？

1.要有結婚證書，這是國家規定的。

2.任何夫妻都可以做試管嬰兒。

3.有精蟲、有卵、有子宮內膜都可以做。

4.不需要輸卵管攝影。

5.骨盆腔狀況再差都可以做。

6.只要取得到精蟲都可以做。

2.檢查身體

　　AMH的範圍多少？2以上卵子會很多、0.5以下卵子會很少。

　　跟醫師確認自己可以取到卵子的大略數目，決定是要當次植入，還是凍胚後改週期植入（後文會有詳細說明）。

身體是否有其他系統的疾病？甲狀腺亢進？抗脂質抗體太高？體重是否適當？心血管狀態？維生素D_3夠不夠？泌乳激素、男性素會不會太高？精蟲活動力夠不夠？睡眠夠不夠？超音波子宮體、子宮內膜、卵巢是否處於最佳狀態？子宮鏡做了沒？……，雖然繁瑣，卻能讓自己以最好的狀態去面對挑戰。

3.安排療程時間

從月經來潮開始就要打卵泡刺激素，一般需要10天的時間來讓卵泡成長，約在第10～12天打破卵針，兩天之後取卵（D12～14），若不植入，就結束此次的治療；若行胚胎植入，則須等待3～5天（D17～19）再做胚胎植入，之後再休息約1週（D24～26），才可以放心恢復正常工作或旅遊，以上這樣已經費時約1個月。

一旦驗證懷孕，還需要小心地追蹤胚胎成長與安胎約2星期，所以最佳狀態的限縮活動要準備一個半月。

對從國外回台治療的伴侶，先生只需要來台簽字、取精儲存，花費2～3天；太太則最少需要17天的時間達到植入標準，就可以在安全的狀態下搭機回僑居地；更保險的話還是需要6個星期的預備時間。

4.月經來了

月經第2～3天是最佳施打濾泡刺激素（FSH）的時機，這部分跟IUI準備是一樣的，但IUI不需要太多的卵泡，以避免多胞胎，試管則可考慮多取一些卵子，以得到多一點品質好的胚胎來植入，甚至可以多幾次的植入，所以會給予較多量的刺激素。

這時會檢查卵巢內預備卵泡的數目，抽血驗證FSH跟E2（雌激素）

的值，以調整刺激素劑量。從開始打針算起，大約第10～15天就是取卵日，安排好自己的假期，不要做太大的動作，才能安安穩穩的迎接新生命到來。

5.複雜用藥

用藥一直都是人工生殖的重心，以下條列常見的人工生殖用藥簡介，以便大略了解些許目的：

a.性腺刺激素

1.FSH（濾泡刺激素）：刺激濾泡成長的主要激素；排卵前刺激卵泡收縮排出卵子。

2.LH（黃體刺激素）：排卵後刺激黃體生成黃體素；排卵前輔助卵泡分泌雌激素；排卵時刺激卵子成熟。

3.HCG（人類絨毛膜刺激素）：與LH功能相似，卻有較長作用期。

4.GNRHa（性腺荷爾蒙刺激素類似劑）：先刺激腦下垂體排出刺激素，排空後轉為抑制排出，可避免小型卵泡過早成熟；排卵前可作為溫和破卵針。

5.GNRH拮抗劑：直接抑制腦下垂體分泌刺激素，可避免小型卵泡過早成熟。

b.性腺荷爾蒙

1.E2（雌激素）：由卵泡分泌，代表卵泡功能，直接刺激子宮內膜成長。治療時使用口服藥物或經皮吸收藥膏，輔助內膜成長得更好。

2.MPA（合成黃體素）：用在當週期不植入的狀況。作用是抑制垂體分泌，避免小型卵泡過早成熟。

3.P4（天然黃體素）：排卵後由黃體分泌，刺激內膜轉化為蛻膜，

讓胚胎著床。治療可分口服藥物、陰道內軟膏、注射型藥劑等，輔助胚胎著床及懷孕後之安胎。

C.品質輔助劑

1.卵子品質輔助劑：文獻提及之輔助劑含DHEA、肌醇、葉酸與維他命D_3等，中醫療法目前仍在嘗試階段。

2.抑制破卵藥：避免大卵泡提前排出，影響到較小卵泡的成長。

3.免疫抑制劑：阿斯匹靈、奎寧，抑制母體抗體破壞早期胎盤。

4.凝血抑制劑：低分子量肝素，防止早期胎盤微型凝血，導致胎兒壞死及流產。

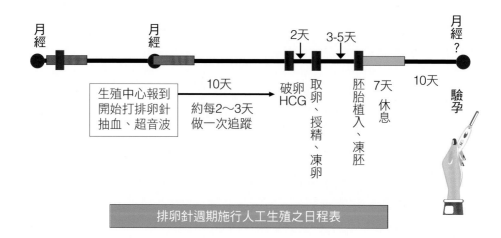

排卵針週期施行人工生殖之日程表

6.追蹤卵泡

跟人工授精一樣的步驟，只是加上抽血驗證卵泡數目、大小，及所分泌出的雌激素（E2）濃度，然後看需要加藥或減藥，調整方針等，這是生殖醫學科醫師最重要的工作之一。

追蹤卵泡有原則卻又無規則，只因卵泡的生長並非給多少就有多少，卵泡有大有小，成長有快有慢，並無一致章法，不是用電腦就可計算出成效。也由於卵子的成熟度會影響胚胎的品質，所以生殖中心每天兢兢業業就是在做這些事。

7.破卵

跟IUI一樣的程序，濾泡（卵泡）成長到1.65公分以上，代表即將成熟，破卵針給予卵子成熟的荷爾蒙，需要花36個小時完成，然後卵泡即將破裂，釋出卵子。

但試管嬰兒療程不會讓卵子自然排放，必須安排手術房將卵子全數取出，進入培養室培養。一般的做法是在晚上9點以後施打破卵針，在兩天後的上午11點以前取出卵子，當天下午進行體外受精。

8.取卵

所有取卵都是在上午，以麻醉方式進行，也就是說打個點滴讓受術者睡著，然後醫師會在患者睡眠中以細針從陰道進入兩側卵巢，抽出卵泡內的卵子，大約半個小時就可完成。

一般理想狀態是取6個以上最佳，因為受精率約80%，好胚胎率約60%，如此會有4個以上的好胚胎可以植入。

如果多囊性卵巢體質可能取到20～30個成熟度不一的卵子，好胚胎約佔一半，就有10幾個胚胎可用。取完卵之後休息1小時左右，就可出院回家休息，沒有傷口，沒有疼痛，隔天正常作息，等待受精的好消息。

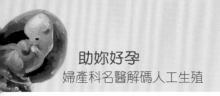
9.取精

　　太太辛苦地在手術房中取卵的時候，先生也沒閒著，除了要擔心太太的身體，還要到取精室自我取出新鮮精液。胚胎師會將精液先純化好，等待卵子的到來。

　　萬一先生當日無法來到現場，或一時緊張取不出精液，甚或取出的精液不理想的話，生殖中心就會將之前已冰存的精液解凍處理；再萬一，幾乎所有的精液都無法使用怎麼辦？就先將卵子冰凍保存，等到日後取到精蟲再來解凍，其效果跟新鮮取得的卵子一樣。

10.體外授精

　　實驗室的胚胎師，從醫師手裡接到卵泡抽取物，在顯微鏡下觀察每1顆卵子，從卵泡液中挑出只有量尺中最小一格1mm十分之一大小的卵細胞，一個一個集中起來放入培養液裡，判斷各別的成熟度，是否已經排出極體核，然後分裝入各個培養皿。

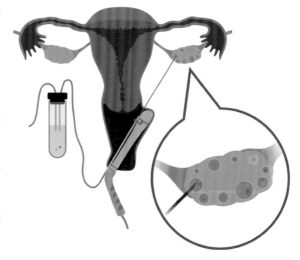

　　在已經成熟的卵子容器中放入一定數量的精蟲，等候精蟲自行對卵子接觸，到18個小時後，就可以在顯微鏡下觀察到精蟲的細胞核與卵子的細胞核形成初步的受精卵了。

11.胚胎形成

取卵當天算D0，隔天（D1）可以看到雙原核產生，再培養隔天（D2），受精卵開始分裂成2～4個細胞；再隔天（D3），分裂成8個細胞（D3）；第4天（D4），細胞加速分裂成多細胞的桑甚胚；第5天（D5），胚胎產生胚囊，就是預備著床的囊胚。如果繼續再養1天，進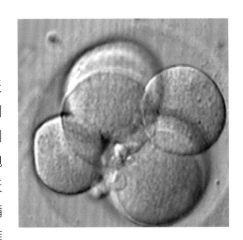入D6，可以觀測到囊胚擴大擠破胚胎外層的保護殼（透明帶），產生新生的原始胎盤，稱為破殼。

12.好胚胎壞胚胎

取卵前，沒人敢保證能取到多少卵，取到多少好卵，會有多少卵受精，又會有多少好胚胎，以及養成到囊胚的數目又能有多少。

一般來說，打破卵針時的卵泡在1.65～1.85公分之間，大約都可取到較好的卵子。卵子進入顯微鏡下觀看時，會有漂亮的圓形與清澈的細胞質，外圍會有像太陽一般的光芒狀細胞，這是最成熟的卵細胞。

到實驗室之後，胚胎師會檢驗卵子是否排出第1顆極體，代表成熟卵可以接受精蟲進入。隔天的雙原核日，可以看到清澈渾圓的卵細胞內有2顆像眼睛一般的細胞核排列在一起，這是受精的象徵。

之後的胚胎就以2的N次方速度成長，D2就是4細胞，D3是8細胞，細胞數、每個細胞大小均勻、細胞質細緻度，就是胚胎品質的評分表。最後囊胚大小、胚胎細胞多寡就決定著床能力。

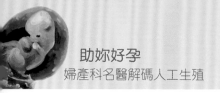

13.胚胎植入

取卵（D0）之後的第3天（D3）或第5天（D5），也就是8細胞胚胎或囊胚期胚胎，是目前最常用的植入時間。主要是選在D3的8細胞胚胎，這時是胚胎完成成長，開始分化的時候；而囊胚則是胚胎即將著床的時候。這兩階段的好胚胎著床率最高，也最有保障。

至於植入胚胎顆數則限制在4顆以內，但如果患者小於35歲，則會選2顆胚胎，以防止三胞胎以上的懷孕造成困擾；年紀較大者胚胎的外型無法看出DNA是否異常，所以放寬到最多植入4顆。

植入胚胎不需要麻醉，不需要禁食，反而需要多喝一些水，讓膀胱充滿水分，這樣在做植入時，經由腹部超音波觀察的子宮內膜會更明顯，同時前傾的子宮會被充滿的膀胱壓平，使子宮內腔角度更容易讓導管進入。

醫師會用鴨嘴將陰道撐開，露到子宮頸，做基本的消毒後，放入植入導管，胚胎師這時會從培養箱中取出已經準備好的胚胎，吸入植入內管，在最短的時間內讓醫師將胚胎送入子宮深層，超音波中可見1滴培養液的影像，植入就算完成。

14.著床

植入的胚胎基本上不會隨處滾動，而是附著在子宮內膜表面上。但植入的過程有時會碰觸到子宮內膜，或移動子宮，造成子宮平滑肌不自覺的收縮，為了萬全起見，醫師都會希望患者植入後平躺1～2小時，讓胚胎穩定附著在內膜上。

不管是D3或者D5的胚胎進入子宮，子宮內膜都已經經過先前釋放出的黃體素蛻變成富含多數水分的鬆軟「蛻膜」，準備接受進化成囊胚

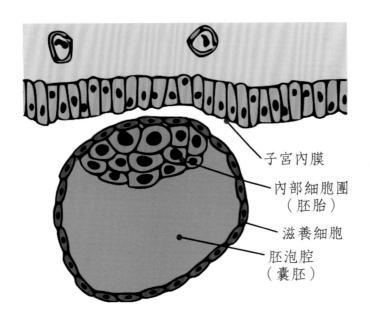

子宮內膜

內部細胞團
（胚胎）

滋養細胞

胚泡腔
（囊胚）

的受精卵破殼著床。

　　所以在這5天之內，還是要盡量減少活動，但不需要平躺在床上，走路步伐不要太大，不要用太多腹部的力氣等等。若因為天氣的因素，空調可讓人較舒適，有助於子宮的平穩，腹部要保持溫暖卻不能太熱；有人會用熱水泡腳，幫助骨盆腔血液循環增加；還要注意飲食衛生，吃東西不要導致腹瀉，才能好好的等待新生命到來。

15.驗孕

　　著床成功的胚胎會慢慢釋出絨毛膜激素（HCG），大約在週期第25天，或說是植入後1星期，可驗到尿液中淡淡的兩條線，抽血更準，應該會有100 mIU/mL以上才屬安全值，如超過太多，有可能出現多胞胎。

　　HCG的指數3天增加一倍，由此可計算出胚胎的安穩指數。一般人

不會隨便安胎,但不易懷孕的媽媽卻一定要安胎,以免萬一有閃失則前功盡棄。

16.超音波追蹤胚囊

以最後一次月經第1天算起,到下次月經該來的時候,算第4週,HCG大約在200～500左右,所以超音波是看不到胚囊的,第5週時,胚囊就應該出現了,但胚胎本身還是小小的,很難照到;直到第6週,胚胎終於出現,然後心跳就漸漸能看到了。

這時才是患者露出笑容的時機,因為胚胎在心跳出現之前,很容易因各種狀況壞死,包括染色體異常或胎盤的養分不夠等因素,所以先人很聰明:懷孕沒到3個月不能宣布,這是有科學根據的。

懷孕3個月內,胚胎奮力在完成器官的構建,3個月後器官完成,開始長大,肚子也摸得到,害喜也改善,胎盤也完整,所以懷孕3個月,也就是12周,醫師才會高興的放鬆對患者的密切監控,安胎藥物也可以降到最低量了。

試管嬰兒治療效應

1.成功率

試管嬰兒的成功率分為兩類:植入懷孕率(PR)與植入活產率(LB)。許多中心標榜的都是PR,但懷孕後有一定數目的流產或失敗(約

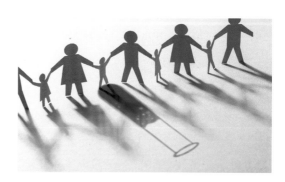

20%），這些數字主要取決於女性的年齡：

35歲以下懷孕率大多可達50%以上，活產率約40%（50% X 80%= 40%）；

35～37歲懷孕率會降到35%，活產率約30%；

38～40歲懷孕率25%，活產率約20%；

40～42歲懷孕率只剩15%，活產率約10%；

43歲之後是否懷孕，就看個人福分！

懷孕之後約有四分之一的機率為雙胞胎，男生的機率約52%。總體成功率除了母親年齡有很大的關係之外，還有AMH的數值、主要卵泡數目、取出卵子品質、胚胎生長平順度與品質等等。

2.副作用一：過度刺激症候群（OHSS）

試管嬰兒治療與人工授精IUI不同在於可控制植入胚胎數目。試管治療不管得到多少胚胎，狀況可以的話都會儘量植入2顆胚胎，這樣最多就是雙胞胎，不會有太大的危險狀態。

也因為如此，試管治療多會施打較多的排卵針，得到較多的卵子與胚胎，再冰凍多餘的胚胎以備日後使用，但這樣就會產生過度刺激的現象：太多卵泡、太多黃體，以致骨盆腔內分泌非常多量的血清液而發生腹脹、少尿、血液過濃、甚至導致其他嚴重後果。

對此，生殖中心有預防的方法，就是卵泡太多的話，會考慮當週期不要植入，使用短時效的破卵針，植入前幾天就開始減少鹽分攝取、增加蛋白質與水分，注意尿液濃度，每天排出尿量需大於1000cc，注意腹脹程度、呼吸平順度，以及是否小腿肚有刺痛感等。排除了OHSS因素，過度反應的成功率反而是很高的。

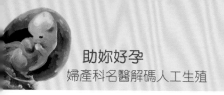

3.副作用二：多胞胎

以往的生殖醫學品質還不夠好，為了提高成功率，會植入3～4個以上的胚胎，造成不少三胞胎以上的多胞情況，單胞胎當然最自然與最安全，雙胞胎也還可以接受，同時也較少副作用與較少出現早產現象。

其實很多媽媽想要一次解決生育問題而選擇生雙胞胎，尤其是龍鳳胎，這種情況在生殖醫學還算常見，大概每次懷孕有四分之一以上的情況會是雙胞胎。

三胞胎就麻煩了，除了因為子宮容積的問題，而多導致約7～8個月就早產，且胎兒出生時體重只有1000公克左右，早產兒的養育與注意事項非常複雜，需要有極大的愛心與耐心，所以一般會建議在3個月前減掉一位。

4.副作用三：流產

流產也是令人扼腕的情形，好不容易懷孕了，卻得不到結果！大多數流產是因為胚胎品質不好而造成的染色體異常，約占了五成，其他因素則包含子宮環境因素與母體免疫因素等。

目前最常用的治療方法是對胚胎進行著床前基因篩檢PGS，找出正常染色體的胚胎植入；以及植入胚胎前使用減敏藥物與抗凝血製劑，都有不錯的成效。

預防流產的安胎是很重要的。不孕女性的子宮環境較一般人不容易接受胎兒，所以要隨時注意子宮收縮的緊繃感，要隨時休息，不要太常走動。尤其是3個月內對子宮不怎麼有感覺的時候，使用黃體素舒緩子宮，減少走動，適時平躺，勿跑跳、勿搬重物、暫緩性生活等，都是防止流產非常重要的步驟。

著床初期的胎盤不太穩定，會有些微出血。不管出血量多少，都需要馬上平躺，多喝水讓血液循環改善，停止使用阿斯匹靈，並通報生殖中心看後續該如何處置。

5.副作用四：子宮外孕

經由子宮頸直接植入子宮的胚胎為何會跑回輸卵管形成子宮外孕？這常令患者百思不得其解。雖然這是很少見的副作用，但還是要小心。

因為使用黃體素，讓輸卵管進子宮的開口鬆弛，在植入之後尚未著床之前，胚胎會在子宮內流動，乃至流回輸卵管。這在第3天胚胎植入的情況較多見，第5天的胚胎較快著床，加上休息，外孕的機率較少出現。

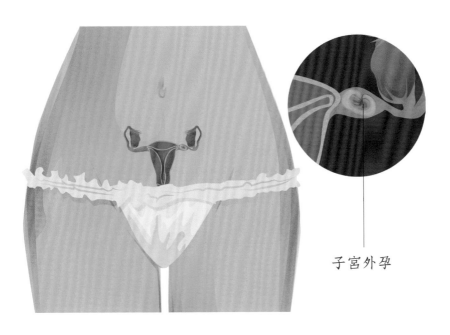

子宮外孕

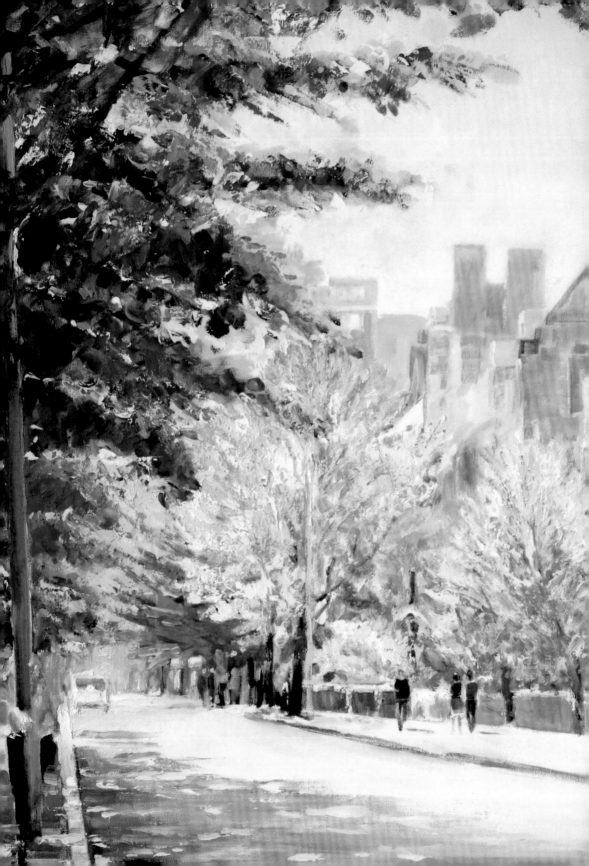

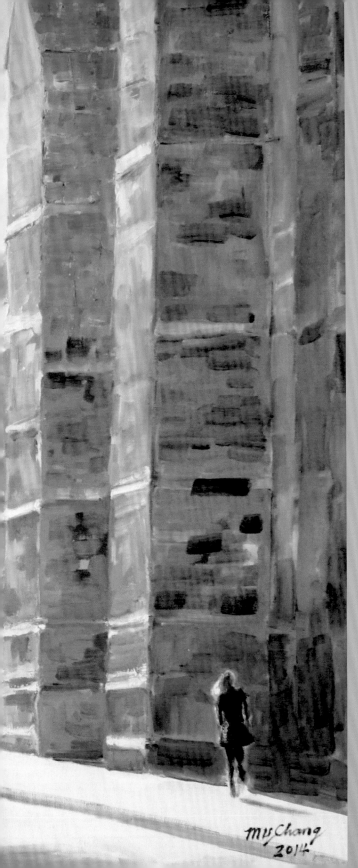

進階人工生殖 ── 試管嬰兒

張明揚
2014 耶魯大學的陽光
30P 油彩畫布

Part 1
試管嬰兒怎麼做？

S小姐：我先生精蟲太少又不太會動，醫師都說人工授精不能成功，甚至連做試管嬰兒都有困難，這種狀況該怎麼辦？加上我年紀也超過40歲，卵子不多，我們都希望植入正常的胚胎，可以一次就成功。先生在國外工作，沒辦法隨時回來取精，狀況好像很複雜。

醫師：完全不是問題！精蟲不及格的狀態可以進行顯微授精（ICSI），先生可以事先凍存精蟲，取好精後太太再來取卵，如果卵子得到太少，也可以分幾次取，收集到足夠的卵子後再解凍精卵做ICSI，在胚胎發育成囊胚時做PGS，然後先冰凍胚胎，等PGS報告回來，再安排時間準備太太的內膜，解凍胚胎植入，剩餘的好胚胎繼續冰存，看似複雜，卻是按部就班，都可以一一執行。

S小姐很努力也很有毅力，幾個月後，辛苦終於得到了代價，她順利生下一個白白胖胖的兒子。

以下是做試管嬰兒的幾個關鍵要素：

1.顯微授精（ICSI）：以顯微針管取單一精蟲注射入個別卵子內，使之強迫受精。

2.冰凍卵子（凍卵）：取出成熟卵之後不授精，直接冰凍保存。

3.冰凍胚胎（凍胚）：將所有卵子體外授精（IVF），形成受精卵或胚胎後冰凍保存。

4.胚胎著床前基因篩檢（PGS）：將已形成多細胞的胚胎或囊胚以

細針取出數顆細胞進行基因定序，以確定胚胎的健康度。

5.胚胎著床前基因診斷（PGD）：將已形成多細胞的囊胚以細針取出數顆細胞進行特殊基因檢查，以確定胚胎是否攜帶有病之特殊基因。

6.內膜著床窗口測定（ERA）：以基因定序法測定胚胎植入的最佳時間

7.生殖細胞捐贈（捐精、捐卵）：夫妻之一無可用之精蟲或卵子的情況下，接受其他正常人士所捐助之精蟲或卵子，得以讓妻子受孕以生育。

8.代理孕母：台灣尚未合法化，若可行，在妻子子宮有無法受孕的狀況時，先以試管嬰兒取得胚胎，植入願意代理懷孕之女性的子宮受孕，並生育新生兒交還給供應胚胎的夫妻。

強迫授精：精蟲顯微注射 ICSI

1.卵子體外受精

將成熟的卵子與經過洗滌純化的精蟲放入培養皿中，在37℃的二氧化碳培養箱中放置一夜，讓精蟲自行尋找卵子受精。

眾多精蟲因卵子所分泌的荷爾蒙（或化學驅動素）而圍繞在卵子四週，其中第一名的一隻精蟲先從精蟲的頭部分泌出蛋白溶解酶進入卵殼，再利用他勇猛的長尾巴擺動以鑽入卵殼，碰到卵細胞膜，這時卵細胞就會馬上產生反應，放出卵殼硬化素，將其他千千萬萬隻精蟲阻隔在卵殼外，這隻獨特的精蟲於是鑽入細胞質，觸動已經減數分裂好的卵細胞核將染色體鬆散，各自形成受精卵的「原核」，這時已是第二天早上了。

2.無法受精！？

第二天上午觀測培養皿，可以看到受精卵的原核排列好好的預備結合。

可是萬一精蟲沒有進入，卵子的原核也無法產生，而精蟲無生氣的死在卵子週邊或互不相認，這情況對剛取完卵的患者很難交代！

事實上，並非所有的卵子都可以受精，受精率一般標準是60％～80％。相關因素包括卵子的成熟度、精蟲的健康度、基因健康度等，但有些狀況實際上是無法用眼睛觀察得到的，卵子能不能受精，有時候只能指望機率。因此才發展出單一精蟲顯微授精（ICSI）的技術。

3.顯微授精（ICSI）誰適合用？

●**精液品質太差**：如精蟲數1000萬/cc以下，活動力在30％以下，或形態異常少於30％的夫妻，會擔心精蟲本身有所缺陷，需考慮做顯微授精。

●**副睪丸或睪丸切片取精的精蟲**：通常成熟度不夠好，一定需要ICSI幫忙。

●**卵子數太少**：若品質尚可，為保障每顆卵子都能受精，ICSI能幫忙。

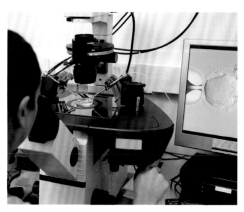

●**品質太差的卵子**：這情況就不用做了，浪費時間與金錢。

●**超過10顆的卵子數**：為免發生全部不受精的憾事，可考慮一半做ICSI或全部做。

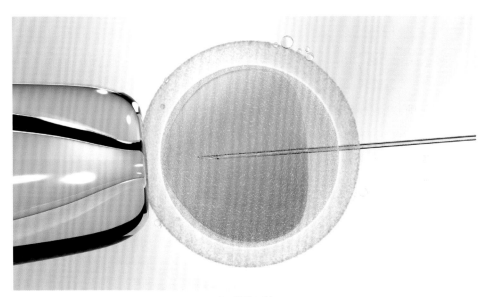

顯微授精

● **卵殼硬化**：冰凍卵子解凍後的卵殼通常會硬化，而不易自然受精，ICSI可排除這個困擾。

● **第一天自然受精失敗**：以前會做第二天補授精，有的也會成功分裂，但幾乎沒有辦法得到懷孕結果，所以不需要勉強補做ICSI。

4.顯微授精的成效

以正常卵子來說，受精率與自然受精（IVF）相當，約60～80%，得到的胚胎也與IVF相同，曾經有文獻報導，ICSI的孩子有的會有某些染色體疾病，但這些疾病大多數與父母親本身的體質有關，至今正反方都有人各持立場，但ICSI用來彌補IVF的不足是顯而易見的，甚至美國已經有很多大型中心直接就全數進行ICSI，可見其安全性是可受公評的。

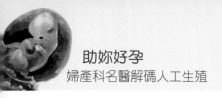
冰凍卵子（凍卵）

多年前，T小姐20幾歲時發現得了乳癌，醫師說手術後需要化療，可是化療的藥物會破壞脆弱的潛在卵細胞，正好生殖醫學發展了冰凍卵子技術。醫師建議T小姐在化療前先把可用的卵子儲存起來，以防化療後卵子被破壞，導致無法受孕。

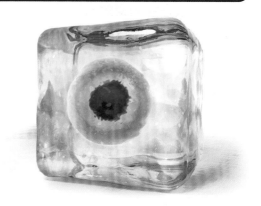

T小姐聽從醫師的建議，安排打了排卵針、取卵，並將取出的12顆卵子冰凍保存。過了好多年，T小姐幾乎已經忘了存卵這回事，可是她結婚後發現月經不規則，也不能懷孕！

因為生殖中心都會定期通知T小姐續存卵子及繳交保存費，T小姐於是想試試這個機會，她決定將卵子解凍，與先生的精蟲做ICSI，並選擇兩顆漂亮的胚胎植入，很幸運的她懷孕了，也終於得到好不容易盼來的寶貝。

1.凍卵，誰適合做？

●所有希望在年輕時保存自身生殖細胞，以備日後任何時間可以解凍使用的女性。

●不幸罹患各種惡性疾病，而預備行抗癌化學療法的女性。

●因卵巢存量過低而每次取卵數太少，因此希望收集較多卵子後一次解凍授精與植入的女性。

● 進行試管嬰兒取卵當天，或因先生無法取精、或因取得的精液品質不良、或各種因素無法行體外受精的狀況下，可先將卵子冰凍，等待日後合格精蟲到達時再擇日解凍授精。

● 希望將卵子儲存，以備日後捐贈給其他無法獲得自身卵子的女性的善心人士。

2.需要有足夠的心理準備與毅力

卵子的保存可以無限期，當妳想到要冰存卵子，妳需要知道以下這些事：首先是妳是不是有足夠的毅力接受至少14天的施打排卵針、抽血、陰道超音波、全身麻醉、經陰道取卵、及日後每隔一段時間的保存費用，直到妳想處理卵子或放棄保存為止，如果沒有做好這些準備，對個人是很大的身心折磨。

3.冷凍卵子的準備

首先要確定卵巢超音波檢查是否正常，卵巢存量（AMH）是否足夠，功能指數（FSH、LH、E2）是否合格，接著的取卵過程跟試管嬰兒是一樣的：一樣從月經來潮起開始打排卵針，追蹤卵泡與雌激素數值，打破卵針與取卵。

取出卵子，確定卵子成熟度之後，隨即冰凍入-195℃的液態氮桶中保存，在接近絕對零度的環境，讓卵細胞能夠完全停止活動，並幾乎永久維持。

所以在28歲時冰存的卵子，如果在40歲解凍，卵子的年齡還是28歲，所謂「凍齡」就是這樣，像買保險一樣，讓自己的年輕卵子維持在隨時可用的階段。

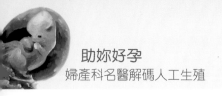
4.解凍卵子

想解凍卵子，要先找到一個老公，也就是目前的法令只適用在已婚夫妻。有的女性未婚但想得到一個自己的孩子，可以接受捐精，可是這只能在國外，美國最自由，法律條文簽下去，想怎麼做都可以。這是題外話！

接下來的植入時間可有以下兩種選擇：

自然週期植入：當跟先生說好，要將之前冰凍的卵子解凍，就需要調整自己的經期，可以用自己的自然排卵週期，算好排卵時間解凍、授精之後等胚胎長到適當時機再行植入，這是最簡便的方法，卻也最多變數，因為有時排卵過程不順遂，或荷爾蒙品質不夠好的時候，內膜接受胚胎的能力就會改變。

荷爾蒙調整週期植入：目前各中心會希望以荷爾蒙調整內膜，直到內膜合格了，再行解凍授精，這樣較為麻煩，但因可控因素都經過定型化，懷孕率反而較穩定也較高，一般植入懷孕率可到60%以上。

5.解凍成功率

目前冰凍卵子的技術已經非常成熟，卵子進入冰桶之前與之後的存活率幾乎不會改變，冰凍卵子完全可當作新鮮卵子來看待，所以如果女性在28歲凍卵，一直到40歲才想要解凍植入的話，28歲的卵子懷孕率約50～60%，40歲的卵子懷孕率約15～20%，使用了年輕卵子成功率就跟28歲一樣，而40歲的子宮功能跟28歲的子宮功能幾乎一樣，所以懷孕率與28歲一樣。

冰凍胚胎（凍胚）

U小姐的AMH超高，達8.9以上，因多年不孕而想做試管嬰兒。醫師說U小姐的卵泡非常多，催卵過程可能會產生15個以上的卵子，雌激素的反應可能高達4000 pg/mL以上，如此萬一在當週期植入胚胎又懷孕的話，可能衍生非常嚴重的OHSS（過度刺激症候群），所以跟U小姐討論利弊，決定取卵之後不植入胚胎，先把所有胚胎冰凍保存，讓OHSS的危險期安然度過，等下一次月經報到之後，再以安全的解凍植入方式，植入特選的兩顆胚胎，成功率一樣能保持最高狀態，也不會有危險。

誰適合做凍胚？

1.取卵、受精、植入後，有多餘的好胚胎可冰存以待日後需要再行解凍使用。

2.多囊性卵巢傾向之女性，為防產生過多卵泡而演變成OHSS的危險，多選擇從開始就決定當週期不植入，而是將所有胚胎冰存，在之後的週期解凍植入。

3.夫妻因卵巢存量過低而無法一次獲得足夠卵數，可多次取卵存胚（或只存卵），之後再一次解凍植入，以爭取較高的成功率。

4.子宮內膜或子宮體有狀況，暫不適合植入的狀況下，先取卵凍胚，待子宮治療改善後再解凍植入。

5.夫妻因年齡因素或家族遺傳病因素，而需要做胚胎著床前基因篩檢（PGS）或疾病篩檢（PGD）的狀況下，當週期不植入，改將胚胎取樣後冰凍，報告回來再選擇正常胚胎解凍植入母體。

6.女性罹患癌症而需要化學治療前，可先保存生殖細胞（卵子）或

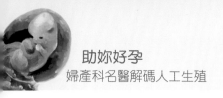
胚胎，以留存生育能力。

　　7.已婚女性子宮有問題，而無法自然懷孕的狀態下，可先行凍存胚胎，待代理孕母在法律上可行之後，再尋求孕母代孕。

胚胎著床前基因篩檢（PGS）與胚胎著床前基因診斷（PGD）

　　V小姐43歲，因為太晚結婚，不得不考慮做試管，以下是V小姐與醫師的諮詢內容：

　　V小姐：聽說年紀超過40卵子會老化，異常機率也會增加，是否可以做胚胎基因檢查來選擇正常的胚胎植入，讓我一次就成功，也可以避免唐氏症風險？

　　醫師：做PGS的確是篩檢正常胚胎的最佳方式，但43歲仍有卵子數目不夠多的風險，且取出的少數卵子並不一定都可發育成可供切片的囊胚，這點需要放入治療考量。

　　還好V小姐的AMH還在正常範圍，所以醫師使用較高劑量的排卵針來取得較多卵子，這樣形成囊胚的數目可以多一些，增加正常胚胎的使用度。

　　因為PGS需要對囊胚進行切片後送交DNA檢查，不可能在當月份做胚胎植入，因此從打排卵針開始就要以不植入胚胎的前提做準備。胚胎切片之後隨即冰凍保存，直到報告回來再安排之後的週期來做植入。

　　V小姐：我家族長輩有智能缺陷的問題，請問可以一併診斷嗎？或是我做的PGS可以篩檢多少遺傳病呢？

　　醫師：不好意思，PGS所表現出來的只能看染色體的健全度，對於某些疾病所牽涉到的小片段基因變異或增減，PGS目前還沒那種能力。如果已經知道是哪種疾病會遺傳，可以先定序家族疾病的特殊基因，然

後在細胞切片內去尋找是否存在相同的變異基因，再行植入無病胚胎。這種技術就是PGD。

　　V小姐：那我可以篩檢我的胚胎不要有智能缺陷的基因嗎？

　　醫師：除非妳家長輩的基因型可以定序出來，並且送交檢驗單位去製作定序基因的探針，再使用在胚胎的DNA上，所以PGD是PGS的晉一級。

　　V小姐：哦，感覺起來我還是只做PGS好了。

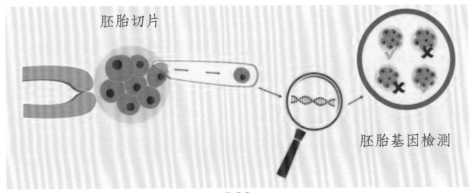

PGS

誰適合做胚胎著床前基因檢測？

1.女性年過40歲，希望植入染色體正常之胚胎，以減少流產率→**PGS**

2.多次不明原因流產或著床失敗，尋找正常基因胚胎植入→**PGS**

3.家族有不明原因遺傳性疾病，希望篩檢較正常基因的胚胎來懷孕→**PGS**

4.因X染色體所攜帶的性聯遺傳疾病，需選擇單一X染色體性別的胚胎植入→**PGS**

5.家族性具有明確遺傳基因變異，且可製造明確基因探針的疾病，可篩檢出不帶此特定疾病基因的胚胎植入→**PGD**

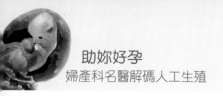
內膜著床窗口DNA檢定（ERA）

　　W小姐：明明都是好胚胎，為什麼植入3次都沒辦法著床？我到底該做些什麼才能成功？我的忍耐度已經到了極限。

　　醫師：抗體也控制了，子宮鏡也看過了，內膜成長也很漂亮，胚胎也沒問題，我想我們來做個內膜接受時間的測定好了。子宮內膜經過雌激素的催化，排卵後加上黃體素的調整，會在囊胚進入子宮的時段演化為最容易讓胚胎著床的組織型態，俗稱著床窗口。在這個時段植入胚胎理論上會有最佳的成功率，只是檢定ERA的方法比較麻煩，但國外已經有不少報告認為可提高著床機率，所以建議妳可以列入考慮。

著床窗口檢定，誰適合做？

　　抗體檢測正常、內膜型態正常、胚胎外觀正常、甚至PGS都正常，植入後仍然無法順利著床的不明原因失敗者。

　　著床窗口檢定如何進行？

　　1.先確認上述的因素是否正常，或是否已經改善卻仍然未能成功。

　　2.月經來潮後，進行一次假性植入週期，就是當作即將要植入的藥物與偵測流程。

　　3.在開始給予黃體素之後的第5天以細導管經由子宮頸進入子宮內膜取樣，送交基因檢測判定距離著床窗口日數，以作為下次植入日期的參考。

　　4.下次月經週期到臨，以前次治療完全相同條件進行植入準備，並排定於前次計算所得到的窗口日植入胚胎。

生殖細胞捐贈（捐精、捐卵）

X小姐的先生經過繁複的荷爾蒙檢驗與泌尿科睪丸切片後證實無法產生精蟲，大家都知道，沒有精蟲就是要做試管嬰兒也沒辦法！這種情況下只好考慮尋找善心人士捐贈精蟲。

X小姐：我先生的弟弟可以捐贈。

醫師：抱歉，國家規定，為了防止日後家族間的各種可能問題，不得親屬捐贈，也不得朋友捐贈，只能從精子銀行或不認識的第三方捐贈者提供。

社會氛圍造成捐贈生殖細胞寸步難行，沒有卵子，該如何受精取得胚胎？這時候如果有人提供精卵，就能順利得有子嗣！精蟲、卵子、子宮內膜、母體，都是懷孕的重要因素，缺一不可。台灣現有法令重重限制，固然有倫理與法律的考量，不如說社會還沒達成共識。

誰適合做生殖細胞捐贈療程？

- **捐贈精蟲**：夫無法取得可用之精蟲時，需要外求好的精蟲來源。
- **捐贈卵子**：妻無法取得可用之卵子時，需要外求好的卵子來源。
- **捐贈胚胎**：夫妻單方或雙方異常而無法得到可著床之胚胎時，可尋求外來之胚胎藉以懷孕生產，這方式台灣法令目前不准。

1.需要精蟲或好的精蟲

首先，無精症患者經副睪取精或睪丸切片取精都無法取得正常可授精的精蟲，或精液檢查發現無存活精蟲，或精蟲型態異常無法使用的狀況，就必須考慮向外界尋求正常精蟲；其次，男性如果有無法修正的遺

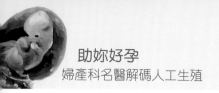
傳疾病，也可使用捐贈精蟲；再者，單身女子有懷孕需求時，可尋求儲存之精液藉以懷孕，但這點台灣法令目前不准。

　　使用的精蟲是從捐贈者先前所存放於液態氮桶的精子銀行中所取得，所有精蟲供應者都需要篩檢各種傳染性疾病，及可簡單檢測之遺傳疾病。為避免日後後代之繼承或爭產問題，人工生殖法規定捐贈者必須與受贈者無任何家族相關，甚至建議不可互相認識，這讓兄弟不得互捐，朋友也不能捐贈，無非增加非常多的障礙。

　　合格之後的捐精可行任何人工生殖方式，女性正常的話可採行人工授精，需要試管受精的話也可在取卵當日解凍精蟲，因為精蟲正常，懷孕率跟一般受孕一樣。

　　另外，我國法令規定：捐精者只能讓一位女性懷孕，但可多次懷孕，在女性確定活產後就必須銷毀所存精蟲，也不可更改受贈對象，以免日後有攜帶同樣基因的兄妹或姊弟出現聯婚的情況。

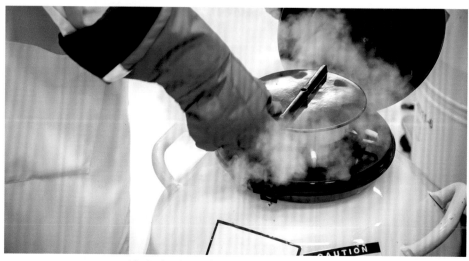

精蟲存放於液態氮桶的精子銀行

2.需要卵子或好的卵子

首先，更年期後女性、卵巢切除後女性、或卵巢功能退化，經排卵藥物刺激均無法取得卵子以供受孕之女性；其次，多次取得之卵子品質太差，無法發育為正常胚胎的女性；再者，女性如果有無法修正的遺傳疾病，也可考慮使用捐贈卵子。

使用的卵子是從捐贈者先前所存放於液態氮桶的卵子銀行中所取得，所有卵子供應者都需要篩檢各種傳染性疾病，及可簡單檢測之遺傳疾病。

而為避免日後後代之繼承或爭產問題，人工生殖法規定捐贈者必須與受贈者無任何家族相關，甚至建議不可互相認識，這讓姊妹不得互捐，朋友也不能捐贈，無非增加非常多的障礙。

合格之後的捐贈卵子可行任何人工生殖方式，受贈者須先進入解凍植入階段，在預備植入的5天前解凍卵子、顯微授精、培養胚胎後於適當時機植入胚胎。因為卵子正常，懷孕率就跟捐贈者捐卵時之年齡受孕率一樣。

另外，我國法令規定：捐卵者只能讓一位女性懷孕，可多次懷孕，當女性確定活產後就必須銷毀所存卵子，也不可更改受贈對象，以免日後有攜帶同樣基因的兄妹或姊弟出現聯婚的情形。

3.需要胚胎或好的胚胎（台灣法令不准）

夫與妻都沒辦法取得好的生殖細胞，夫需要精蟲、妻需要卵子的情況下，需考慮從他人處取得捐贈之精與卵，結合後取得胚胎植入；也可直接接受已生育且不需再度懷孕的夫妻所捐贈的多餘胚胎，以供懷孕。

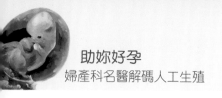
代理孕母

　　已婚的Y小姐有個非常愛她的先生，他們非常想要子嗣，可是Y小姐是先天性無子宮的患者，Y小姐的卵巢狀況沒問題，也會排卵，只可惜沒有月經，也不能懷孕。

　　Y小姐的先生主動尋找醫師，希望能用他們夫妻的卵子與精子結合成胚胎，然後讓他的姊姊代為懷胎，他表示，他的姊姊已經生了兩個孩子，子宮應該沒問題，生下來再過繼給他們。

　　醫師很同情Y小姐夫婦的狀況，只是沒辦法幫忙，因為提供胚胎者跟代理孕母之間的狀況太過複雜，目前全世界大概只有法律非常周延的美國能處理這種問題。醫師於是介紹他們到美國尋求幫助，果然Y小姐的卵子是非常健康的，透過代理孕母，他們終於圓了得子的夢想。

　　執行代理孕母需要具備以下兩個基本生理條件：

1.需要子宮或好的子宮（台灣不准）

2.需要可以懷孕的母親（台灣不准）

　　夫與妻可以取得胚胎，可是妻子子宮發育異常無法植入，或因子宮肌腺症、內膜異常、或子宮曾經手術後內膜受傷導致無法著床，都可以將胚胎轉植於另一正常女性之子宮，使其受孕生產（代理孕母），生產後將孩子歸還給提供胚胎之父母。

　　或是，太太可取得正常卵子，也可發育為胚胎，卻因為太太身體狀況不適宜懷孕（如腎臟、心臟、可能傳染之重症、癌症等），也可考慮尋找代理孕母代孕。

美國的代理孕母規範

　　代理孕母在美國已經執行很久，也非常成功，之所以能執行這麼多

案例，卻很少出現孕母與委託夫妻之間發生糾紛的情事，主要是美國的法律非常周延，且執法非常嚴謹。說明如下：

　　1.需求代孕的委託夫妻需要經過很嚴謹的社會心理學家評估與討論，未來的孕母也要跟夫妻見面討論日後的一切過程，甚至包括生活細節與宗教信仰、政治傾向等。

　　2.雙方要再與律師簽署一份非常詳盡的契約書，包括孕母懷孕期間萬一發生意外事件，所牽涉到的費用及責任歸屬等，也牽涉到罰金，大家知道在美國如果犯了法，日後的保險與銀行關係都會出很大的問題，所以沒有人願意隨意去違抗契約書的規定。

　　3.簡單的說，尋求代孕的夫妻需要繳很大一筆資金給經紀公司，其中三分之二是給公司、社會學者、與律師的費用，只有三分之一是屬於醫療單位與孕母。美國是個法治很嚴謹的社會，也只有美國敢承擔這類的服務，這給了許多無法懷孕的夫妻另一種選擇，但前提是必須要有錢！

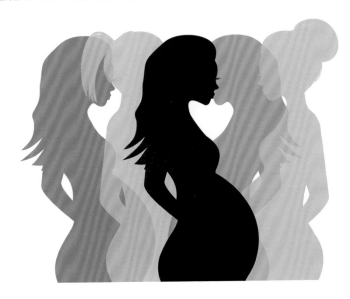

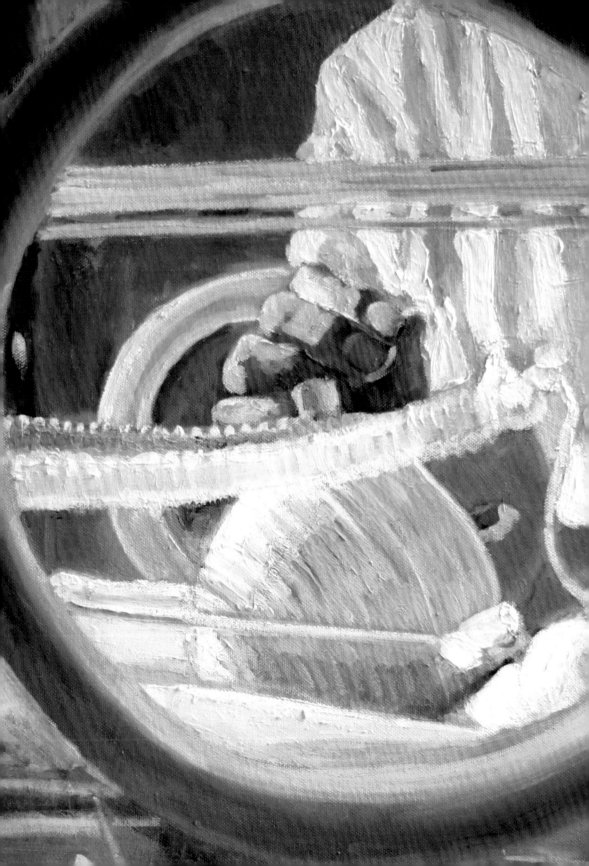

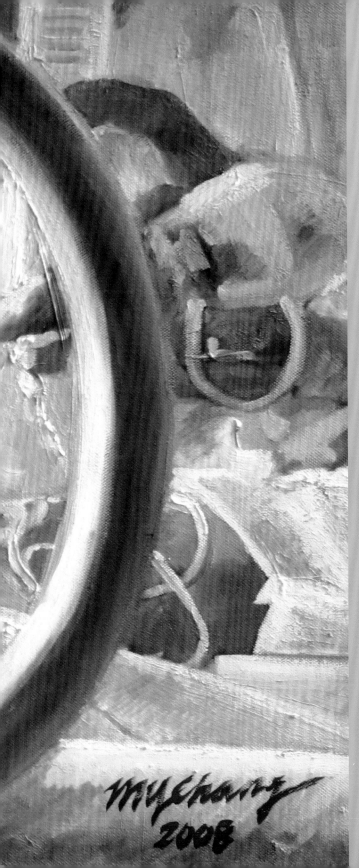

未來生殖的美麗新世界

張明揚
2008 溫箱的餵食
20P 油彩畫布

Part 1
人工生殖的可控與不可控

　　Z醫師非常難過，許多朋友介紹他們的朋友來求診，他讓很多不孕夫妻都成功懷孕生子了，但還是有不少夫妻怎麼做都沒辦法成功！有的是有太難解決的身體問題，有的是什麼問題都解決了，卻無法到達最後一關：懷孕活產。

　　Z醫師探查所有的文獻，思考所有的方法，想得到解方，希望能幫助所有辛苦求子的夫妻一圓夢想。

造成人工生殖失敗的因素：

1.精蟲濃度與活動力嚴重不足

2.女性年齡、AMH與卵子品質不佳

3.子宮內膜厚度不足、疤痕、沾黏

4.子宮肌腺瘤

5.不明原因失敗

精蟲濃度與活動力嚴重不足問題是否可解？

　　1.精蟲活動力不足，許多是因為男性本身的身體因素導致，但人工生殖早就克服這點，不需要太強壯的精蟲也可以讓卵子受精。

　　2.但如果是極度失衡的精蟲，還是有可能讓受精卵的品質下降，譬如活動力差到10%以下、經副睪取精的未成熟精蟲、經睪丸切片取精的

未成熟精子，都會讓受精能力大打折扣。

　　3.如何提振精蟲能力？打荷爾蒙或吃男性素已經被學術界認為沒有太大意義，各種保養品如DHEA、牛肉、生蠔、維生素D_3、鋅片等，都只是理論上的效應。

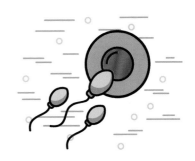

女性年齡、AMH與卵子品質不佳問題是否可解？

　　年齡常常跟AMH脫不了關係，當然也有40歲以後AMH值仍高的案例，也有女性30出頭歲AMH值不到1。

　　對於低AMH或年長女性的卵子，最常見的情況就是卵子太少或品質太差，例如高齡女性取到不少的卵子可是品質不好，年輕女性取到品質正常的卵但數量卻很少。這樣的狀況雖令人沮喪，卻可以採多次取卵的方式來解決，最差的狀況是高齡又低AMH，每次只有1顆卵，品質又不好，讓人幾乎束手無策。

　　可能提升卵巢能力的保養品，無非DHEA、肌醇、葉酸、山藥、雞湯與維生素D_3等，可惜經驗證效果都很薄弱。

卵子卵質置換術

　　這也許會是下一步的救贖，有生殖中心嘗試將年輕人的卵子細胞質取出，輸入年長女性所取出的卵子，授精後品質的確有明顯改進。可見卵子的年齡增長，除了染色體斷裂增加之外，卵細胞質的老化缺損也是重要的原因。

　　目前這項技術還未經過國家認可，只要安全性經過檢驗，未來必將是生殖醫學的一大進步。

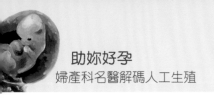

子宮內膜厚度不足、疤痕、沾黏

再好的胚胎，如果沒有好的子宮內膜來接種，還是沒辦法結成胚囊。子宮內膜瘜肉、肌瘤是比較好解決的問題，只要在子宮鏡下即可切除，問題解決後約可提升一成的懷孕率。

若是子宮內膜受傷、沾黏、疤痕組織，才是最困難的狀況。子宮內膜有如皮膚，如果受傷後沒有好好修復，就可能形成疤痕組織，而容易造成著床困難的問題。

子宮鏡修復、子宮內膜輕度搔刮、子宮內膜血小板治療（PRP）、大量雌激素補充等，都有成果報告，卻不是很明顯的進步。

內膜著床窗口測試（ERA）

這是新近崛起的新療法，對不明著床失敗的病人是很好的消息。

內膜幹細胞置換術

這是未來對子宮內膜缺損的救贖，對此，生殖醫學也沒慢下腳步，已經有許多單位在研究內膜幹細胞的可行性。子宮內腔是很狹窄的空間，想要把受損的表皮更換新生的幹細胞，並不是一蹴可幾的工作，生殖醫學已經進展到研究內膜學的階段，希望可以很快傳來好消息。

子宮肌腺瘤

子宮肌腺瘤是最後的一顆絆腳石。子宮肌腺瘤是瀰漫性子宮肌層纖維化的疾病，子宮內膜細胞在肌肉層中四處亂竄，讓子宮的血液循環受到影響，使得內膜難以生長，手術也很容易復發。

不孕碰上子宮肌腺瘤，以往的治療方法是太大的腫瘤以手術切除部

分，術後用停經針壓抑復發，半年後努力懷孕，務必在復發之前受孕。但腺瘤患者的骨盆腔環境很難自然受孕，所以會建議以停經針縮小腫瘤後，快速以人工生殖術植入胚胎，搶腺瘤組織復發前的短時間段懷孕。

海扶刀

這是一個可能的進步。海扶刀是以高能量超音波從各種角度去燒灼子宮肌腺瘤組織，讓肌腺瘤組織銷融，但保留住旁邊的子宮內膜，所以肌腺瘤組織縮小了以後，雖然還會復發，但跟打針或手術一樣，趁還沒復發之前快速進行受孕治療，目前已有不少成功的案例。

但海扶刀還是個新技術，超音波路徑上的內膜組織可能會受到熱度波及，導致肌腺瘤雖然縮小了，但內膜組織也燒壞了。這種新進的技術效果還需要評估，不建議患者身先士卒去嘗試。

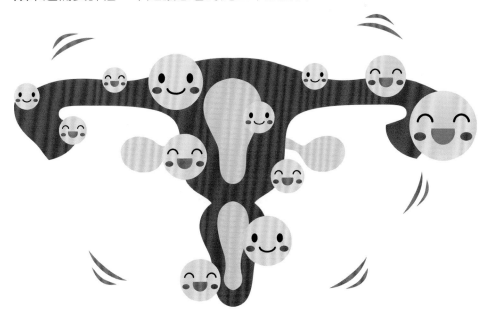

Part 2
中醫對人工生殖是否有幫助？

中醫好像是所有疾病的最後救贖

因為中醫理論不是從疾病的「點」去治療，中醫認為人之所以會生病或體質變差，都是因為生活面上發生了長期的偏差所導致組織層面的異常。

現在人們生活的環境跟很久以前的天氣、地質、食物、壓力等都有明顯的變化，因此坊間最常提到的補身體的中藥方，其實都是沒意義的，因為現在人不是欠補，反而是因為補過頭或補的方向不對。

中醫藥療法與食療實際上並不完全相同

中醫藥集結了許多經過多年驗證，功能強效且相類似的藥草製劑，其效用較之食療或保養品自然明顯且快速，且因為中藥種類繁多，中醫師大多是先了解病人的體質與各種病症，再來判定給予何種藥物，所以凡是中醫師都不建議在身體狀況不明的情況去使用坊間中藥。

中藥以調整個人身心為主

女性荷爾蒙的分泌是週期性的，只要稍有不順，週期就容易起變化，所產生的卵子與子宮環境就可能偏離正常應該懷孕的狀況。

台灣有許多中醫師看不孕症，據他們的理論，有些患者真的可以改善低AMH現象、改善卵子排卵品質、改善內膜厚度與血流，甚至可改善

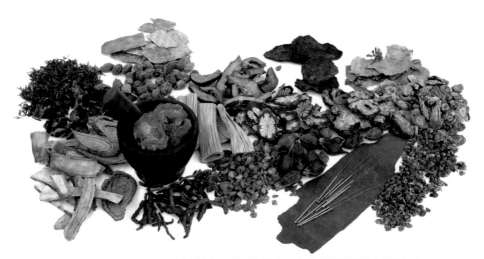

　　早期懷孕的穩定度；對男性精液異常的狀況也有特殊的治療藥方。

　　中醫藥治療不孕症真的有不少成功案例，可惜中醫藥至今還沒能夠全面數據化，也就是說，無法準確判斷中醫治療的成功率。

找對中醫師才有效

　　中醫很少分科，只有大醫院有大略的分科系統，所以不孕若要選擇中醫治療，一定要找對中醫婦科醫師，或者開業專看婦女的醫師，如果中醫師標榜看內外科、骨科、老人科，且兼看婦科的，可能會找錯醫師。

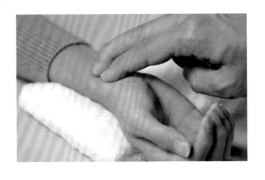

　　期望中醫有一天能夠發展到專科制度，並使中醫治療能有科學的驗證方法。

Part 3
休息與心情的療效

　　最近有一篇文章提及在英國一個生殖中心的2千對治療患者中，經過人工生殖治療之後不管成功與否，都有15%左右的自然懷孕機率。

　　在我們自己的案例中也有同樣的發現，也就是說，到底是不是因為生殖療法的刺激，讓這些夫妻身體狀況改變而懷孕了？還是在壓力重重的治療過程之後，因為身心放鬆而讓身體狀況改變了？這是很難追究的課題，但真的發生了，而且還不少。

　　我們知道要讓身心放鬆絕對不是容易的事，只有經過風浪的人們才知道無風無雨是很幸福的事，也才能夠靜下心來好好的想其他事情，忘記之前的失望或壓力。

　　許多前來治療不孕的女性都說，「我打完針要回去開會」、「沒人代班沒辦法來看診」等，殊不知，這些潛在的工作或生活壓力，壓得荷爾蒙都失效了。

　　所以，如果想懷孕，明知不可為還是要強迫自己放鬆下來，有什麼方法呢？就是提早睡覺、提早上床，放下該做工作的十分之一，就可以獲得少許的休息。也只有信任醫師，盡自己所能，才能完成生育的使命。

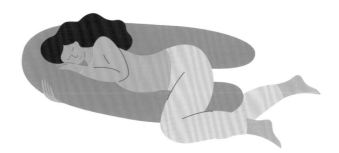

Part 4
未來醫學的想像

複製胚胎

　　胚胎的細胞核含有雙套染色體，直到成人都維持不變，胚胎的細胞核DNA引領細胞的走向，細胞質是維持細胞分裂的能量。

　　胚胎細胞本身有強大分裂的能量，將身體隨處取得的體細胞的細胞核置換入受精卵的細胞核，受精卵繼續分裂後將會生成與體細胞同源個體的胎兒，也就是複製人的理論。

　　但已有一定年紀的細胞核，事實上壽命可能會有較胚胎細胞短等的變數，複製生物的一生是否會如原生胚胎一樣，目前還不清楚，所以複製人類目前並不被任何國家所接受；或許在可見的將來，複製人可能會成功，但那會是怎樣的景色？

人造子宮

　　有好胚胎但著床有困難，順利著床後安胎又很困難，或是子宮肌腺症、尋找代理孕母困難，加上倫理因素，這些問題都激發製造人造子宮的構想。

　　以前6個月早產體重只有600公克的胎兒，新生兒加護病房很難養育，且會有後遺症，結果幾乎都是失敗；現在的科技可以養育5個月早產不到500公克的孩子，但給予的養分需要非常的挑剔，依此狀況，可以預期新生兒科可以養育的體重未來會愈來愈低。

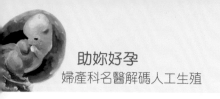
但生殖醫學最困難的狀況是從著床到3個月的胚胎時期，因為胎盤很小，沒辦法找到夠大的血管來供應胎盤營養；實驗室培養老鼠胚胎大約可培養到第7天早期胎盤形成，甚至可看到心臟活動，但培養基無法給予足夠的養分，也沒辦法製作可以附著胎盤的人造子宮內膜，使得胚胎接著就萎縮了。

人造子宮的目標就是製作出胎盤可以附著，且可以供給胎兒所有養分的空間，已經有研究室開始在嘗試製作早期子宮，不知道哪天，生育孩子不需要性生活，不需要懷胎10月，一旦如此，父親、母親的角色就要重新定義了！

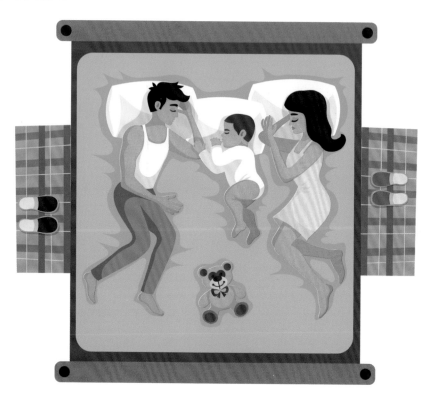

Part 5
美麗新世界

A醫師來找Z醫師，A醫師說：

20世紀初，英國生物學家赫胥黎創作了未來世界主題的小說《美麗新世界》（Brave New World），女人只需提供卵子，男人提供精子，有人造子宮可以孕育胎兒，有制式的培養室提供懷孕母親的氛圍，於是性行為只是娛樂工具，需要怎樣個性的孩子，就住進古典音樂或熱門音樂的培養室，就像電影所呈現的，孩子一天天長大，父母只要在窗口就可以看得到。

孩子也經過基因改造成沒有疾病的身體，出生都是完美的小孩。沒有人願意自己的孩子做低層工作，於是利用複製人的方法，製作出幾乎一樣的人類，人們的IQ早已設定在無法獨立思考，只知道做一樣的工作。但有獨立思考的人們，突然不喜歡這種單一的世界，於是產生了一系列的衝突，美麗世界突然間又複雜起來。

我們的後代是否有一天會發展到這種狀況呢？或許這不是現代人可以思考的問題！

Z醫師再對A醫師說：

你說得對！人生缺乏完美，並非全數問題都能得到答案。對於困難治療的病患，要用我們所有的方法來幫助他們，病患也能夠了解醫

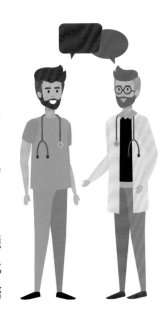

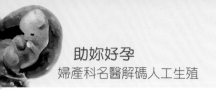

師的用心，一起努力，成則我幸，敗則我命，希望大家用慈善的心來看這個世界。

經典電影《真善美》主題歌「Do-Re-Mi」的歌詞提到：That will bring us back to do！oh,oh,oh…（世界才會不斷轉動向前）

讓大家一齊努力！

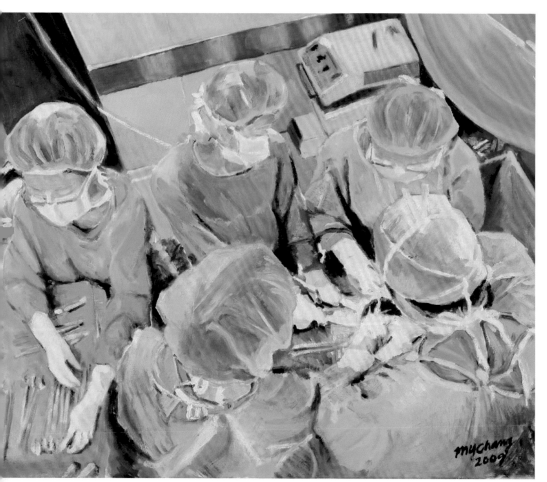

張明揚 2009 手術房忙碌的一天 20P 油彩畫布

親愛的準媽媽：

　　恭喜妳懷孕了，為了保障妳與胎兒的健康，在懷孕5個月內請注意以下事項：

1. 多休息，少走動，減少性生活。
2. 多食用含蛋白質、鐵質、鈣質、各種維生素、葉酸等之食物。
3. 除醫囑外，避免服用任何藥物。
4. 盡量減少攝取菸、酒、咖啡、茶等刺激物。
5. 最好不要食用木瓜、麻油、薏仁。
6. 有任何出血，或下腹劇烈疼痛的情況，請馬上回診。

最後祝妳一切順利

張明揚
潘俊亨　醫師 敬上

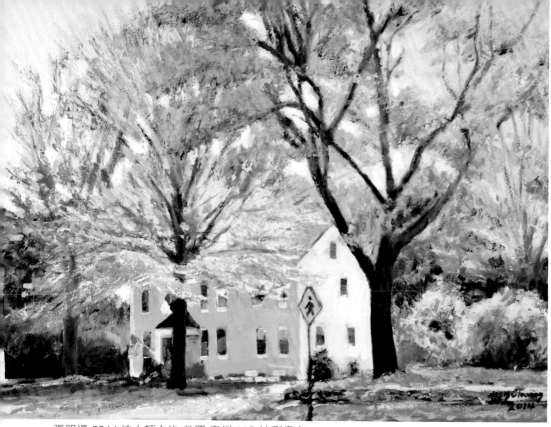

張明揚 2014 波士頓之旅-美國 麻州 20P 油彩畫布

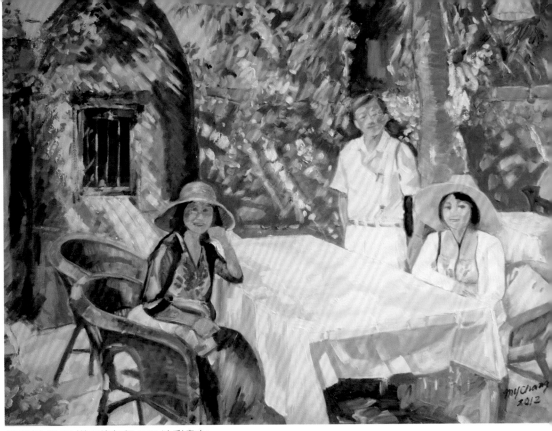

張明揚 2012 樹下的午餐 30P 油彩畫布

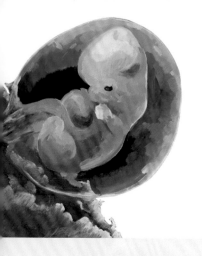

國家圖書館出版品預行編目資料

助妳好孕：婦產科名醫解碼人工生殖 / 張明揚, 潘俊亨著.
-- 初版. -- 新北市：金塊文化, 2020.01
180面；17 x 23公分. -- (實用生活；52)
ISBN 978-986-98113-2-3(平裝)
1.不孕症 2.人工生殖
417.125　　108021924

實用生活
52

助妳好孕
——
婦產科名醫解碼人工生殖

金塊 文化

作　　者：張明揚、潘俊亨
發 行 人：王志強
總 編 輯：余素珠
美術編輯：JOHN平面設計工作室
協力製作：曾瀅倫、林佩宜

出 版 社：金塊文化事業有限公司
地　　址：新北市新莊區立信三街35巷2號12樓
電　　話：02-2276-8940
傳　　真：02-2276-3425
E - m a i l：nuggetsculture@yahoo.com.tw

匯款銀行：上海商業銀行 新莊分行（總行代號011）
匯款帳號：25102000028053
戶　　名：金塊文化事業有限公司

總 經 銷：創智文化有限公司
電　　話：02-22683489
印　　刷：大亞彩色印刷
初版一刷：2020年1月
初版三刷：2023年4月
定　　價：新台幣350元

ISBN：978-986-98113-2-3（平裝）